JIANKANG BAOBEI
JIANKANG SHIJIE

健康宝贝
健康世界

封志刚 著

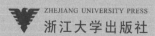

U0316081

ZHEJIANG UNIVERSITY PRESS
浙江大学出版社

目 录

前　言

一切为了孩子
——保卫孩子　保卫健康　保卫环境　保卫地球

宋庆龄说过，"一切为了孩子，为了孩子的一切，为了一切孩子"。孩子是我们的希望，孩子们的健康就是我们的财富。

在今天，对一个个信誓旦旦地要为孩子付出所有的父母而言，我们真的知道如何去保卫我们的财富、保卫孩子的健康吗？看看每天的雾霾指数，听听电台里充斥的食品安全问题，再去网站上查一查经常避而不谈却日益严重的水污染问题，再回到那到处是合成化学品填满的我们那可爱的家，我们这些父母真的还能这么淡定吗？最近，冯小刚的贺岁片《私人定制》中出乎意料地在结尾部分增加了一个环保短片，我也很受触动。可是，如果你觉得那雾霾、水污染和化工生产离你比较遥远时，那么至少请你在递给孩子一颗鲜艳的棒棒糖的时候，请你为了孩子的健康，先去仔细阅读一下那颗棒棒糖的成分说明。如果我们不能做到保护，至少让我们不要成为帮凶，因为我们所做的一切都是为了孩子。我们可以无畏，但不能无知，因为保护好我们的孩子是每个父母不可推卸的责任。

孩子的健康就是我们的财富，当我们初为人父为人母时，我们最大的

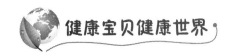
期望就是孩子的健康。

为人父母，就必须时刻敲响警钟，我们让这个可爱而又神秘的小生命降临到这个世界上，他/她如同一个奇迹一样诞生在我们面前。我们将他/她带到这个世界上，就有义务保证他/她健康地成长，帮助他/她学习，给予他/她保护，让他/她在一个安全舒适的环境中长大。不仅如此，我们还要他/她开开心心地成长。所以你做的任何事都要符合他/她的想法、动机和爱好。也许有的父母会有一些强迫性存在，但是也不能完全不顾孩子们的感受。比如说，他们总是会在地板上爬来爬去，所以我们就应该给那些危险的插座装上一个盖子，或者用沙发或其他家具将这些插座遮挡住，这样就能很好地保护他们了。你必须时刻保持警惕，大到在街道上注意来往车辆，小到饭前不能吃冰淇淋，你都需要尽到做家长的义务。身为父母，你就要尽量保证你的孩子不受到任何伤害。

当我太太刚刚怀孕的时候，我沉浸在各种育儿书籍中，有些专业书籍会按月、按周甚至按天来讲解婴儿的发育过程，教你如何补充营养、如何胎教。一些大型医院和育儿机构也会为我们这些即将成为父母的年轻夫妇提供从营养学、围产期医学到婴幼儿护理等知识讲座。当然，定期的正规妇产科检查既是准妈妈们产前保养最重要的一环，也是父母们获得有关胎儿知识的最权威的渠道和方式。但是，很多家长，甚至于一些自认为很有学识或有专业背景的家长，经常会忽略潜伏在我们身边的、时刻损害我们宝贝健康却难以察觉的"隐形杀手"——有毒化学品。在这一点上，我的生物医学工程博士的光环并没有让我更早地意识到危险的程度，从而更好地保护我的女儿免受那些有害的化学物质和污染物的伤害。现在，回想起来，我们的环保和自我保护意识其实是非常薄弱的，而这些本来都该是孩子们的福祉，是我们的责任，并不仅仅是我们口号式的美好愿望而已。我清楚地记得，我的第二个孩子在美国加州出生前，当地的医生和环保人士们让我非常幸运地得到了很多关于儿童健康生活的知识，特别是有害的化学品如何损害孩子健康的知识。那一刻，我简直惊呆了。我无法理解为什么我的专业背景在面对超市中琳琅满目的儿童用品时不仅毫无用处，反而豪爽地将大量的含有有害有毒物质的食物、用品买下，并且毫不犹豫地亲手喂给我最亲爱的宝贝。甚至有些有害的成分就赫然清楚地在产品的标贴中列明，可我却从未真正关心过。从那时起，我便疯狂地到处寻找这些相关的内容，并惊喜地发现世界上一些知名的环境科学家、儿童医生，以及儿童健康倡导者正在从事相关的研究。我想如果能把这些内容整理出来，将使更多的父母和孩子从中受益，让更多的人得到帮助。在这方面，我们是非常需要帮助的，因为我们每天呼吸的每一口空气、饮用的每一滴水、吃的每一餐食物可能都包含某些毒素。孩子们平时玩的玩具，以及他们经常玩耍的房间和草地，很不幸的是，都是由各种各样的合成化学品制成的。我们日常生活中的这些合成化学品经测试证实，大部分还是有益的，但是这些注册使用的合成化学品中，也有一部分被证实是有毒性的。我们根本无法判断到底哪些东西存在风险，也不知道它们之间是不是会有一定的相互作用。无论如何，这些发现都告诉我们，的确是有风险存在的。而我们无时无刻都与这些不同配方的化学物质生活在一起，它们都在神不知鬼不觉地侵入我们的生活，而真正可怕的是我们毫无知觉。

数据

> 每天都有190多亿千克的化学品在美国生产或者是进口，也就是说每个美国人每天需要消耗60多千克化学品。
>
> （美国国家污染防治和毒物咨询委员会，2005）

对比美国的数据，我们国内的情况会更加乐观吗？还是更为糟糕？我不需要给你答案，但至少希望引起每位家长的思考，意识到这个问题的严重性。你可能会说："我没有看到哪个孩子因为吃了含有添加剂的食品而生病的呀？"没错，你的孩子可能永远都不会把手指放到那些插座孔里，尤其是沙发后面的那些，但是你仍然会担心这些事万一发生，所以你想尽办法覆盖它们，让你的孩子不会被这些东西伤害到。这就是我们要谈到的预防，其实预防本来是医学中的术语。我们要等多久才能有更加明确的数据来显示某些化学品和健康之间的关系呢？明年？还是十几年之后？经过了十几年的研究证明，吸烟会导致癌症和心脏病，但这也只是一种高度怀疑。在环境科学中，我们经常会引用"预防原则"，也就是说，我们觉得安全预防要比说抱歉更好。所以说，我们非要等到孩子生病后才去关注水、空气、食品安全对孩子健康的危害吗？那可能就太晚了。希望我们的孩子能够更健康，我们就必须从拒绝那些已经或以后会被证明是有害的物质做起，更何况我们每天都在面对大量的已经被证明有害的化学品。

插座是一个实体，你可以看到它，也可以触摸到它，你也非常明白它所潜在的危害。但是农药所带来的危害却不是这样的，它们不能以一种有形的方式检测出来。大部分情况下，它们所带来的危害都是肉眼无法识别的。有的时候你可能从它们的味道感觉出来危险的存在，但是你也要明白，有的时候这些微观上的危险是不那么容易被发现的，这些你无法判断的、无法察觉的极小分子会对你的孩子造成巨大的伤害。尤其是他们粉嫩的笑脸趴在地板上的时候，他们伸着小嘴用力吹出那些绚丽多彩的泡泡的时候，正是这些有毒化学品对他们的健康造成危害的时候，而我们无法不苦思冥想地去避免一切可能对你的孩子造成伤害的方法，并且付诸行动。我们是不是真的需要这种谨慎呢？那么就问问你自己，你是不是真的希望你和你的孩子都能健健康康的？

小孩子的成长是一个精确而又非常微妙的过程，一个孩子的食量是成年人的三分之一或四分之一，而一个静止不动的婴儿需要吸入的空气是一个成人的两倍。儿童在同等的情况下会比成人吸收更多的营养，也很容易吸收到更多的毒素，因为他们的代谢系统还没有发育完全，他们的解毒和排泄系统还不那么完善，无法与成人的能力相比。所以，他们往往更加容易受到有害物质的侵袭。更重要的是，他们对污染物的接触也更加频繁，因为他们总是在室内或者室外的地面上玩耍，那些婴儿更是喜欢把什么东西都放到嘴里尝一尝。

就好像对营养素的吸收一样，他们很早就接触到有害的化学物质。在他们还在妈妈的肚子里的时候，某些有害化学物质就可以穿过胎盘，在孩子发育的关键时刻对其形成巨大的影响。事实上，这样的情况下，这些化学物质所带来的危害是更大的，在怀孕期间的每一天对于宝宝的成长发育都是异常关键的。成人将体内的有害物质传输给小小的胎儿，往往会在日后发生想象不到的危害。那些小婴儿往往会承受更大的患病风险。例如，现在很多孕妇妈妈都知道添加叶酸来预防初生儿兔唇，也知道妊娠糖尿病（GDM），并用唐筛检查来预防孕期糖尿病和唐氏综合征的发生，也有人特别在意孕期的用药毒性对胎儿的影响，可是我们却对每天摄入的大量有毒合成化学品视而不见，很少人去检测孕产妇的血液的铅、汞、二噁英等含量水平。与此同时，有些儿童疾病，例如哮喘、癌症的发病率都在直线上升。这些慢性疾病的病因都是非常复杂的，而环境作用对于这些疾病的影响变得越来越显著。看看我们的身边，你就会发现以往那些只有高龄人群才会易患的恶性疾病，如肿瘤，其在低龄人群甚至是婴幼儿中越来越普遍地发生。几天前，我在北京参加全国骨科会议时与一位资深骨科专家讨论人工关节置换这个话题，我向他请教为什么现在由于退行性病变坏死而不得不选择人工关节置换的患者会与日俱增，而早些年前却并不多见。他说，如今的环境污染是造成骨关节退行性病变的一个重要因素，而这是骨科医生无能为力的。医生并不能解决预防的问题，很多疾病等我们找到医生时已经太晚了。

这些情况并非危言耸听，但也不是无可救药。在这里，我想同大家分享一下我自己的预防原则。我从无数的实例中得出了这些推断：不要被那些你所认为的危害所吓倒，如果你每件事情都要小心翼翼地，做父母的估计早晚都会疯掉的。先做个深呼吸吧，其实一切都没有你想的那么糟糕，也不会像你预计的那么难以控制。就像那个插座盖一样，其实很简单，并没有那么可怕。而且一切的事情，只要你肯开始，其实就不迟。每一代人

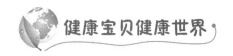

都会有些这方面的遗憾，我的父母出生在20世纪40年代，家里到处都弥漫着香烟的烟雾，还有那些早期含铅溶剂型油漆的味道。我小的时候也经常看到装满农药的卡车毫无避讳地穿梭在街道上，而孩子们就在街道上快乐地玩耍着，甚至还有孩子会跟着卡车奔跑，只为能多闻一下汽车尾气中特别的味道。家里用来杀虫的敌敌畏也是随处乱放，和我同时代的孩子们也是在这些有毒的喷雾中无知地玩耍。虽然生活环境并不是那么健康，但是我们仍然生活得快快乐乐，无忧无虑。相比之下，我们这一代要幸运多了，在过去的几年里，国际上越来越多的科学家、政府和相关行业（不可否认，他们中大部分都是好人），他们听取民众的声音，保护环境，并且为了使我们的孩子能够在一个健康的环境中成长，致力于生产那些安全无毒的产品，并且将详细信息提供给我们，从而在相当大的程度上保证了我们的健康。当然，目前国内的食品安全成为令人头痛的顽疾，更不要说其他家居用品了。在目前我们还不能改变大环境的条件下，我们首先要做的就是保护我们的小家庭、我们的孩子，而要做到这一点的前提就是我们要了解相关的信息，掌握相关的专业知识，我们称之为"扫盲"，从"无知无畏"到"有知有畏"。然后，从了解到行动，把保卫孩子健康的行动贯彻到我们的日常生活中，为我们的孩子营造健康安全的环境。

这本书就是要提供这些相关的信息和简单的步骤来帮助你了解到如何更好地保障你的孩子和家人的健康。这里都是一些极具可行性的做法。你可以按照书上的步骤，在家里让你的孩子更加安全舒适地成长。近年来，我们收集、提取和翻译了很多科学专业资料，希望通过教育家长，使家长能够掌握专业知识，具备防范意识，从而让孩子更加健康地成长，保护孩子们的身体健康，这一直是我们最推崇的。在这本书中，我们增加了许多世界级的专家的声音、很多专业环保网站的专业知识以及很多父母的个人实践经验。通过这些信息的整合，我们希望可以给所有的父母和准父母们进行一次科普教育，用专业的知识武装他们，从而更好地保护我们的孩子。

疾病让人唯恐避之不及，没有任何一个父母希望发生在自己的孩子身上，可现实却是持续升高的发病率。面对这个现实问题才是我们需要做的第一件事情，否则接下来的行动就无从谈起。以下我借用美国疾病控制中心的一些数据来警示目前还处于"无知无畏"的父母们，我们不能一边保持自己的无知和不良习惯，一边倔强地认为这些正在蔓延的可怕疾病永远不会降临在我们的孩子身上。为此，我将列举一些能够激励我们去采取实际行动的严酷的事实。

• **癌症**　国际防治癌症联合会的报告显示，目前全世界每年确诊儿童癌症患者超过25万人，死亡16万人。在美国，儿童癌症的发病率已经增长到27%。在我国，儿童癌症同样不容忽视，每年新增患癌儿童3万多人。首都医科大学附属北京儿童医院血液病中心主任吴敏媛称，近年来，儿童癌症发病率不断上升。2004年的统计资料显示，我国儿童癌症发病率为104人/百万人，占癌症患者的0.6%。虽然发病率不高，死亡人数却占了儿童死亡总人数的10.7%。在我国14岁以下儿童的死因中，癌症仅次于意外伤害。最新科学研究发现，环境致癌大约需要20年的潜伏期，而儿童患癌的年龄远远低于这个时间，说明除遗传基因决定了儿童患癌概率的高低以外，怀孕期母亲的生理健康问题会直接影响婴幼儿的患癌概率。而且，环境因素将直接导致潜伏期后癌症的发生，可以明显提高孩子成年后癌症的发病风险，我们仍然需要继续在这个方面做跟踪研究。另一方面，为了治愈这些生病的孩子，我们付出了极大的代价。值得高兴的是，存活率也迅速飙升。但是，虽然能够通过一系列手段杀死孩子体内的癌细胞，但是同时也伤害到了他们那些健康的细胞，从而导致心脏病和肝病这些并发症。好消息是儿童癌症的存活率是死亡率的10倍以上，通过长期治疗的效果高于普通人群。美国癌症协会的研究表明，75%的癌症是由环境因素导致的，比如接触农药、有害的空气污染物或者甲醛都会增加儿童癌症的发病概率。儿童所患的癌症有50多种，其中以白血病（血癌）占首位。例如，澳大利亚南部地区患癌症的儿童中，白血病占38%，其中最常见的是急性淋巴细胞性白血病占88%，其次为急性粒细胞性白血病（7.5%）。此外，

一切为了孩子

还有交感神经细胞瘤、视网膜胚细胞瘤、溶骨肉瘤、伊氏骨瘤、畸胎瘤、横纹肌肉瘤、纤维肉瘤、间质肉瘤、黑色素瘤、转移细胞肉瘤、乳头状肉瘤等。患儿年龄多在6岁以下，以3～5岁者居多。除了具有与成人癌症的共同复杂因素外，儿童癌症尚有儿童自身的特点，这就是：儿童正处在生长发育时期，许多组织器官尚未发育成熟，特别是神经系统、造血器官及肾脏等组织细胞的免疫功能很弱，对外来的致癌物十分敏感；在致癌因素作用下，细胞很容易变异，发生癌变。

· **哮喘** 根据美国疾病控制和预防中心2005年的统计，有650万名18岁以下的儿童患有哮喘，与1980年相比，增幅超过200%。大约有十分之一的学龄儿童患有哮喘，学龄前的儿童比其他任何年龄组的发病率都高得多。而我国0～14岁儿童中，从2000年到2010年，哮喘患病率增加了50%左右。作为著名的儿科呼吸道疾病专家、世界卫生组织全球哮喘防治委员会委员，陈育智教授主持了3次全国儿童哮喘的流行病学调查工作。调查表明：1990年，我国0～14岁儿童中哮喘平均患病率为1.08%；2000年这个数字增加到1.97%；2010年，儿童哮喘患病率达3.01%，在2000年的基础上上升了50%。哮喘始于病毒感染诱发的喘息，多与过敏相关。儿童过敏和出生后与室内过敏原（螨、霉菌、动物皮屑等）接触有着密切的关系，同时吸烟、大气污染及花粉也是诱发过敏的因素。对于这个情况，室内空气质量就是罪魁祸首之一。此外，尘螨、霉菌、宠物皮屑、二手烟还有空气污染物都会导致哮喘的发作。尤其是那些塑料制品还有某些杀虫剂和化学制品，特别是甲醛，对于孩子的健康会造成极大的危害。

· **过敏** 过敏反应在过去的几十年里是非常普遍的。过敏性皮炎（皮疹发痒）是一些儿童最常见的皮肤疾病。从20世纪60年代到90年代，患有过敏性皮肤病的儿童百分比增加了300%。甘草热（过敏性鼻炎）被认为是对儿童影响最大的过敏病，它能够影响将近40%的儿童，几乎每一天都会有大约一万名美国儿童由于甘草热而缺课。我国的情况也不容乐观，首都儿科研究所耳鼻喉科医生高帆称，10年前，她所在的科室一天的门诊量也就是三四十个病人，而今是三四百人，暴涨10倍之多，而且这些就诊的病人60%以上是过敏性鼻炎患者。

• **自闭症和多动症** 据联合国统计，全球约有3500万名自闭症患者，而我国自闭症患者在700万名以上。在我国，过去被认为是罕见证的自闭症目前发病率是1/150，已经位居我国幼儿残疾发病率第二位，仅次于弱智。美国精神病学杂志发表的一些研究表明，自闭症和多动症在过去的20年中增长接近400%。这些简单的属性识别与诊断都表明这种增长率实在是太高了。造成这种疾病的原因是非常复杂的，许多化学物质都会对这个病造成影响，如铅、汞、多氯联苯（PCB）、酒精，还有一些其他溶剂也被证实会干扰到大脑的发育。

• **弱智** 美国环境署（EPA）预计，多达60万人还在出生前，就由于经常接触甲基汞而使智商的发育遭到中度或者重度的损伤，也有很多证据证明多氯联苯（PCB）对智商的发展会造成一定的阻碍作用。而这两个主要有毒化学品的来源是在怀孕时间食用的鱼。同时，还有许多其他的不充分的测试表明，工业化学品会对儿童脑潜能的开发造成破坏。

• **荷尔蒙失调** 经常能够发现一些内分泌干扰物，广泛存在于各种塑料制品和化妆品中，从而造成体内激素水平失调。动物试验研究已经证实这会导致出生缺陷。虽然还没有足够的临床证据证明这一事件，但是这一类型的出生缺陷的出现愈加频繁，关于此类方面的研究变得十分迫切了。

• **肥胖** 不健康的饮食和缺乏锻炼都会造成儿童肥胖症。美国外科医生的临床表明：在6～19岁之间的美国儿童中，有六分之一都是超重的。二型糖尿病曾一度被称为成人型糖尿病，而现在儿童群体的发病率正逐年提高：在2000年出生在美国的儿童，有1/3多都将发展成糖尿病患者。非洲裔和拉美裔的孩子，比前面说的都更加容易患病，比例将达到1/2。原因不仅是因为他们有着不良的饮食习惯，还有研究表明，化学品，如双酚A（BPA），出现在一些塑料制品如水瓶中，都会干扰儿童正常的激素功能，大大加大肥胖的患病率。

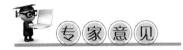

预防的最好方法

照顾我们的孩子是一个最好、最美的体验，每个人都应该有这样的经验。但是，我知道这对于父母来说，也是一个非常大的挑战。我们全神贯注地照料和喂养他们的同时，下一个艰巨的工作也即将开始，那就是保证他们的安全和健康。一个安全的家，是可以保护婴儿免受那些不必要的伤害的，比如说那些楼梯和一些尖锐的棱角都是我们经常能看到的，这就会给婴儿造成一定的危险，可是有的危险我们却很难避免，比如那些杀虫剂和其他不健康的化学品。

在过去的那些日子里，如果你知道你对你的孩子说过多少次"小心"，你会觉得非常诧异的。谨慎是很重要的，在我们当父母的第一天我们就会受到此类的训练，虽然这不是一个人的原始心态，但是我们需要让自己时刻都绷紧神经，保持警惕性，最重要的就是不要伤害到孩子。环境科学家致力于保护孩子们，这种"小心"就被称为"预防原则"（在整本书中我都会强调这件事）。

我们知道，每年都会有一些被认为是无害性的东西产生严重甚至是灾难性的后果，没人能够想到在天花板上会存在那些放射性的物质，这些物质是可以引起致命的肺部疾病的。发胶也可以使臭氧层遭到破坏，从而导致皮肤癌在全球蔓延开来。约翰·缪尔是美国一位伟大的自然学家，他说："如果你伸手扯出自然中的一小部分，你就会发现这一切连接着另外的一切。正是因为这种伟大的连接，我们经常会犯一些致命的错误，造成更多的伤害。""哎呀，我以前怎么根本不知道有的化学物质是可以致癌的呢？""哎呀，太抱歉，我们对河流造成的污染会延续100年，殃及我们的下一代，或者是下下一代。"这些都会产生意想不到的后果，孩子们生活在这样的环境下，是非常令人担忧的，因为他们早期的生活经验会直接决定他们长大后是否能够过上健康快乐的生活。

也许你已经了解到一些严重的儿童疾病的发病率在急剧上升，如癌症、哮喘、自闭症和出生缺陷等。环境污染对成长中的孩子造成了巨大的危害，大部分的化学物质都是我们所不了解的，而这些往往与健康问题有着密切的关联，这就是令人担忧的地方。事实证明我们的担心并非空穴来风，所以我们必须采取一些行动。可是有的人明明知道这些，却迟迟没有做出任何行动。为什么还有这么多人不作为呢？因为在很大程度上，只要政府无法证明产品是有害的，那么这些产品就被允许公开出售。事实上，我们应该认为任何的化学品都是有害的，除非它被证明无害。我们必须要求行业界能够证明某种化学品是绝对安全的，才有资格将该产品大量地贩卖。

非常不幸的是，我们还不能实现这样的保护水平。但是，好消息是越来越多的机构和学者开始关注并开展具体的项目来研究工业化学品是如何影响我们孩子的健康的。其中美国联邦的一个儿童研究项目将通过血检来测量10万名婴儿的血液内化学品含量，然后跟踪这些孩子在未来20年里的健康状况，从而寻找化学品和疾病之间的联系。我们希望，在这项工作的最初几年里，就可以回答一些紧迫性的问题，比如"哪种化学品是与自闭症有联系的"。

在此期间，还是有很多理由可以让我们保持乐观的。在过去的20年里，我们已经去除了大量的涂料和汽油中所含的铅，开始了巨大的回收计划，鼓励数以百万的人停止吸烟，禁止石棉的使用，推广有机食品，设计每百千米耗油量只需6升的节油型汽车，学会通过防晒霜和其他防护措施来预防皮肤癌。

我们已经部分改变了之前糟糕的状况。为了孩子们的健康，我们必须做得更好。在本书中，你可以找到很多方法，来帮助你的孩子们更加健康地成长。

所以，恭喜你成为这一庞大的父母群体的一员，我们的目标就是能够给我们的孩子健康的身体和健康的星球，这些就是我们给孩子们留下的最丰厚的遗产。现在让我们撸起袖子去努力工作吧！

一切为了孩子

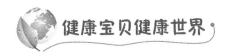

小变化，大回报

阅读这些关于儿童疾病的资料，会让你感觉不舒服，甚至有些人可能会开始担心。但要说明的是：小小的、简单的改变就会产生巨大的回报。一直以来，我始终坚信这点，也是这么做的。

我在大学从事教学工作时，曾接受高校关于科学、教育、心理学部分的培训，也亲眼见证许多孩子直到大学还饱受一些慢性疾病的困扰，比如说过敏、哮喘、呼吸困难、学习能力差和发育迟缓等。尽管在这个领域我没有足够的经验，但是我知道，对家庭环境做出小小改变就可以改善整个家庭的健康状况，这些解决方案是切实可行的。

在一个实例中，我曾经接触到一名患有哮喘病的女孩。她对香草的味道近乎痴迷，每天都会在身上喷很浓的香草味的香水，几乎在宿舍里的各个角落都放着一些香草味的产品，比如香草味的除臭剂、香草味的蜡烛、香草味的喷雾剂、香草味的化妆品等，甚至饭后的冰淇淋都要吃香草味的。可是，这些人工香料会刺激肺部，从而让她的慢性病——哮喘更加频繁地发作。我还接触到一个女孩，和她的母亲一样，她的皮肤非常敏感，全身都有皮疹，还有持续性的瘙痒、感染和粉刺。她一直进行各种各样的过敏测试，但毫无结果。后来，她的父母得知化学品是可能引起过敏的罪魁祸首后，把家里的合成清洁剂和含磷洗衣粉用天然植物成分的替代品取代，用天然精油代替了以前的各种复杂配方的乳霜等化妆品，因为这些日化产品中含有大量对皮肤有刺激的石油化工产物。她的化纤的床上用品也都换成了纯棉的，因为很多化学纤维本身会刺激皮肤，而且含有阻燃剂，在短期内就可以造成皮肤病加重，长期使用更是不健康的。3个月后，她的皮肤明显好多了，就这么简单。

当然，单凭除掉这些化学品是无法解决困扰我们的一切问题的。但是，在我们身边的确每天都在发生并能够听到很多实例，当父母对家中的环境做出简单改变后，许多生病的孩子都痊愈了。我曾经亲眼看到环境对儿童的影响是多么大，比如说哮喘、行为障碍、慢些鼻炎和喉咙痛等。我们可能无法一下子改变整个世界的大环境，但是我们的确可以把自己的小环境做一些小小的改变，这会给我们的健康带来巨大的回报。还记得我之前提到的预防原则吗？小改变，大益处。

没有人可以做所有事，但是每个人都可以做点事

可以为我们的孩子做哪些最重要的、最实用的、最有效的事呢？我们首先应该做什么？最紧迫的是什么呢？以下的章节里，每个章节都会处理家庭环境的不同方面，如空气、水、食品、清洁用品、化妆品、玩具、园艺和家居装饰。有些父母可能会首先决定改用有机、无农药的食品，而其他父母可能需要安装空气净化器和家庭整体水净化设备，还有些父母可能会首先从减少塑料制品开始。无论你打算怎么做，我觉得你可以怎么舒服怎么来。只要跨出一小步，健康保障就会迈进一大步。没有人可以做所有的事，但是每个人都可以做点事。

我认识的许多人都愿意为了孩子尽他们最大的努力，尽量给他们的孩子提供最好的教育、最好的物质条件、最好的生活环境。现在，是为你的孩子的健康而去学习和了解化学品的危害，从而为孩子们提供更加安全的生活环境的时候了。让我一起为了孩子出发吧！

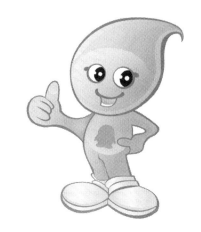

第一章
迎接宝宝的到来

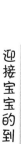

每个父母都经历过初次得知怀孕的惊喜，我到现在还清楚地记得第一次我的妻子告诉我她怀孕消息时的情景，看着早早孕试纸上那清晰的两条红线，我的心激动得像个孩子。然后，就是疯狂地阅读大量的育儿书籍和专业的育儿网站，了解受精卵的发育过程，想象着，确切地说是猜测着小生命的样子。直到我第一次看到自己孩子的超声影像图的时候，我简直震惊了。我妻子怀上女儿叶子时，国内医院的超声科不让家属陪同，但是我拿到超声照片时还是被眼前的有形的生命体震撼了。后来，当我的小儿子Richard出生前在美国医院里接受超声检查时，我终于有机会见识了这个神奇的生命。我站在我的妻子旁边，她躺在床上，我听到非常响亮的嗖嗖的声音，医生说那就是我儿子的心跳。我看到屏幕上出现一个大大的圆圆的脑袋，然后看到了他的脊柱、手和脚。我当时哑口无言，他的身体就像是一个美轮美奂的建筑一样，他的颅骨和周围的器官都是那么的精致，他的整个身体就是一件世界上最完美的艺术品。那个时候我觉得他是那么可

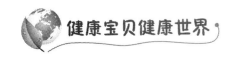
爱，但是我也马上意识到他的脆弱——他只能汲取他母亲体内的营养，靠母亲的身体来保护自己。

其实只有孕期才是父母最能够直接影响孩子健康的关键时期，我们要非常科学地、安全地决定自己和孩子吃什么、喝什么、呼吸什么，并且要让他吸收更多的健康营养。这段时期之所以重要，正是因为通过这段时间能够很好地奠定宝宝健康的基础。脐带是维持宝宝生命的纽带，妈妈通过脐带喂养宝宝，排泄废物，并且还是妈妈与宝宝精神沟通的桥梁。但正如刚才所说，这个时候是刺激宝宝成长、帮助他汲取营养，从而使他的器官和组织更好地成长的关键时期，它可以帮助宝宝屏蔽掉那些不请自来的污染物。

数据

在新生儿的脐带血中，发现超过200种合成化学品及其污染物。

（美国环境工作组，2005）

这一事实早在2005年就摆在了美国环境工作组（EWG）的面前，他们花了两个月的时间在全美国医院出生的婴儿中做了一项研究。他们发现婴儿的脐带血中平均含有200余种合成化学品及其污染物，包括汞、助燃剂、氟化物（来自于不粘锅表面和地毯等）、增塑剂（PVC）、农药、木材防腐剂等。这些物质都很有可能导致癌症，它们的毒性能够侵袭大脑和神经系统，与动物实验中的出生缺陷和畸形发育相关性非常高。因为胎儿是如此之小，他们太脆弱了，根本无法处理那些有毒的化学物质带给他们的危害，从而导致了很多潜在的不可逆的影响。虽然这些有害物质的负面影响可能会被摄取的好的营养、正确的减压和更好的睡眠所抵消，但在这场健康与风险的拉锯战中，我们当然要为孩子的健康着想，多采取些预防措施，来避免这些潜在的健康损害。

幸运的是，准妈妈们可以在怀孕期间采取有效措施来减少接触有害化学品的机会，从而降低对儿童健康造成潜在危害的风险。为孩子的健康着想，让我们遵循下面五步法来营造孩子的第一个安全的家——子宫。保卫宝宝的健康从这里就要开始了。

第一步 安全的食物

你的妇产科医生一定会要求你进行以下饮食调整：减少咖啡因和酒精的摄入，多吃富含蛋白质的食物，吃各种各样的水果、蔬菜和粗粮。在产前还要多补充维生素和叶酸，从而预防神经管缺陷，并且能够让身体得到足够的Ω-3。还有一点非常重要，就是绝对不要吸烟。

除了这些，你的医生也许就不会再告诉你其他保持婴儿健康的策略了。例如，少食用含农药、食品添加剂、防腐剂、色素和其他有害化学品的食物，还有霉变食物。

食用有机食品

在这段时间里，要尽量多吃不同种类的水果和蔬菜，因为水果和蔬菜能够提供重要的营养物质，而且要尽量食用有机食品，尽量食用那些不含化学农药、化肥或除草剂的食品。美国环境专家工作组建议：避免食用排名前12位的污染最严重的水果和蔬菜，接触农药的概率可有效降低90%。

如果你没有条件或者无法辨别和选择有机的绿色食品，那么请尽量选择那些自然生长过程对农药和化肥依赖性不大的水果和蔬菜，同时食用前尽量剥皮或用冷水和软刷清洗来去除食品本身及包装袋所携带的有害微生物和化学品污染物。（如需了解有关有机绿色食品的更多信息，请参见第二章。）

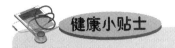

大 豆

大豆最近获得健康食品界的新地位，被认为是一种能够创造奇迹的食物。一些专家建议，高含量的天然植物性雌激素（异黄酮）存在于大豆中，这很好地解释了为什么亚洲妇女患与雌激素相关的癌症（如乳腺癌）和心脏病的概率更低。异黄酮素是一种植物性的激素(Phytoestrogen)，在大豆中含量最丰富。因此，坊间就直接称其为大豆异黄酮。妇女在接近或进入停经期时，因体内雌激素的缺乏，容易造成钙质流失，进而导致骨质疏松，大豆异黄酮中的金雀素异黄酮(Genistein)、木质素异黄酮(Daidzin)等，有类似雌激素的效果，其作用相当温和，可缓和孕妇的停经期和中年女性的更年期症状。除此之外，在预防心血管方面，大豆异黄酮可降低坏的胆固醇(LDL)，提供好的胆固醇(HDL)，又可抑制血小板的反应性，进而预防动脉硬化或冠状动脉等相关疾病。

但是，凡事都要有度。研究表明，过度摄入植物性雌激素，也会使婴儿发育不良。另外，最好是购买那些天然大豆制品，如豆腐和豆乳，尽量选择那些有机食物。

注意肉和奶制品的摄入

肉是蛋白质和维生素B12很好的来源，这两种营养对于孕妇来说都是非常重要的。然而，脂肪中含有二噁英和其他有毒化学物质，这些有毒的化学物质会通过母乳转移给婴儿，所以食用猪肉最好是把脂肪也就是肥肉切掉，牛肉也要挑瘦肉。从现在开始，你可以尝试吃一些有机肉类和牛奶，远离那些抗生素和激素，这些都会损害准妈妈们的健康，当然也不利于婴儿的健康。

数据

> 统计称有超过60万名婴儿一出生就被诊断为轻到中度的智商低下，就是由于这些胎儿在子宫中接触到有害的甲基汞。这种情况的罪魁祸首就是鱼类的摄入。 （美国环境保护局，2004）

尽量吃那些更健康的鱼

多脂海鱼类的Ω-3脂肪酸有助于宝宝的大脑发育。但是，有些鱼体内则含有有毒的污染物。许多鱼种都会有这种情况，包括剑鱼、鲭鱼等。很遗憾的是，三明治中的那些金枪鱼也可能会含有太多的汞，扰乱胎儿大脑的正常发育。大块的金枪鱼会比白色长鳍金枪鱼更健康，因为它的汞含量更低。环保部门建议，孕妇可以每周放心大胆地食用340克的大块金枪鱼。但要记住，一定要用你吃鱼的总量来衡量你的摄入总量。宝宝的大脑发育需要大量营养，为了在食物中获取更多Ω-3脂肪酸，你需要再尽量食用一些较小的鱼，例如沙丁鱼和鲭鱼。除了鱼，你还可以在亚麻籽和核桃中摄取到这类营养，而且实际上这些植物中的Ω-3脂肪酸含量更高。

那些养殖的鱼，你也需要小心谨慎地挑选，因为它们的饲料中含有高含量的多氯联苯。这些现在被禁止的合成物质可能会导致弱智儿的发生，多氯联苯可以在人体脂肪中停留多年，很难排出体外。很多孕妇喜欢吃三文鱼，我的建议是去买野生的，最好是太平洋野生的，但我知道那在国内是很难办到的。如果你不确定你买的三文鱼是不是野生的，你可以问鱼贩或者是服务员。如果他们也不知道，那么我就建议你最好忍到孩子出生以后再说吧。

要时刻注意你周围的细菌环境

某些细菌对孕妇的威胁是很大的，李氏杆菌就是其中一种。李氏杆菌通过被污染的食物感染孕妇，然后进入血液。对孕妇伤害最大，会导致流产，感染后会有发烧、头痛、肌肉疼痛、恶心和腹泻等症状，病情严重时还会导致死亡。疾病预防控制中心称，和非妊娠的成人相比较，孕妇被这些讨厌的细菌感染的概率要超过正常人群20倍。李氏杆菌是非常棘手的，它和其他细菌不一样，在低温下也可以茁壮成长。为了防止感染李氏杆菌和其他有害细菌，如大肠杆菌、沙门氏菌和弓形虫等，我提供给你一些生活小常识：

尽量吃硬质奶酪，不吃软质奶酪 疾病预防控制中心建议，孕妇忌吃软质奶酪，例如羊奶酪、布里干酪、卡蒙培尔奶酪和蓝纹奶酪。巴氏杀菌奶酪对于孕妇来说是比较好的，比如奶油奶酪和奶酪片。

生熟食物不要交叉感染 生鲜食物不要混放在冰箱中，要单独封装，特别是生鲜食物与熟食不能接触。处理完生肉，要用热肥皂水彻底清洗砧板、刀具、厨台和手。

将食物彻底煮熟 牛肉应该是七八分熟，看不到红色，才算是煮熟了，而家禽类应该是骨头中都没有红色血丝出现，汤类则要彻底煮沸，猪肉和火腿应该完全煮熟。

不要吃生鸡蛋 也不要吃半生不熟的鸡蛋。

不要去清理猫砂 孕妇一定不能接触猫砂盒。猫的粪便非常容易有寄生虫存在，比如弓形虫，会威胁到未出生孩子的健康。如果必须去接触猫砂盒，那就戴上手套，清理完之后要认真洗手，在靠近猫砂盒的时候尽量屏住呼吸。

杜绝垃圾食品 这点非常重要，但并不容易做到。怀孕的时候，很多食物都是不能吃的，比如薯片、糖果等，这些食物对你来说都是有百害而无一利，它们既不能补充能量又没有营养。要远离这些加工食品的另外一个原因是，其中的大量调味剂、防腐剂、人工色素和糖精等添加剂，都是损害宝宝健康的杀手。当然，怀孕不是下地狱，不可能让人过得像个苦行僧，但是一定要抑制自己的不良习惯。或者可以偶尔吃一点儿，但是绝对不能多吃，尤其是以下含各种添加剂的食物请务必慎重。

- **味精** 味精又称味素，是调味料的一种，主要成分为谷氨酸钠。要注意的是如果在100℃以上的高温中使用味精，鲜味剂谷氨酸钠会转变为对人体有致癌性的焦谷氨酸钠。味精在亚洲菜和汤中时常出现，过量食用会引起头痛和胃部不适。如果浓度较高，它也是一种神经毒素，可以杀死神经细胞。可能有些孕妈妈会说鸡精是不是好些，很遗憾的是，鸡精的主要成分依然是味精。

- **人工合成的食用色素** 人工合成色素是指用人工化学合成方法所制得的有机色素，主要是以煤焦油中分离出来的苯胺染料为原料制成的。大量的研究报告指出，几乎所有的合成色素都不能向人体提供营养物质，某些合成色素甚至会危害人体健康，导致生育力下降、畸胎等，有些色素在人体内可能转换成致癌物质。人们普遍感觉现在的小孩越来越任性、顽皮、反叛、情绪不稳定、脾气暴躁、自制力差，这与儿童过量进食他们偏爱的诱人彩色零食中的合成色素有关。最新科学调查研究证明，小儿多动症、少儿行为过激与长期过多进食含合成色素食品有关。食用人工色素还会影响儿童的智力发育。英国南安普敦大学应英国食品标准局请求，进行了食用人工色素对儿童发育影响的研究。研究结果表明，包括酒石黄和落日黄在内的7种人工色素可能会使儿童智商下降5分。另外，由于小儿肝脏解毒功能、肾脏排泄功能不够健全，进食合成色素会导致体内解毒物质大量消耗，干扰体内正常的代谢功能，从而导致腹泻、腹胀、腹痛、营养不良和多种过敏症，如皮疹、荨麻疹、哮喘、鼻炎等。为此，请孕妈妈和父母们务必避开这些色彩缤纷的毒药，并请特别警示蓝色1号、蓝色2号、绿3号、红3号和黄6号。

- **人工甜味剂** 糖精就是最古老的假冒甜味剂，学名邻苯甲酰磺酰亚胺，无法证实其对孕妇是安全的。相反，阿斯巴甜的致癌性已经动物实验证实。

- **亚硝酸盐** 这种食品添加剂通常发现于热狗、香肠和三明治的肉中，也是可以致癌的。

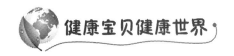
第二步 安全的饮用水

妇科医生鼓励孕妇要保持体内的水分，这样能够促进宝宝体内营养物质的流动，也有助于保持质量健康的羊水。但是，一定要注意远离那些有毒有害的饮用水（特别是含铅或者氯的）。在打开水龙头之前，一定要想想这个水是不是干净的、安全的。这里也有一些小常识供你参考，以便保证安全洁净的水质。如需了解更多信息，请参阅第七章。

测试水中的铅含量　这对于那些生活在老房子里的人是特别重要的，因为有些老建筑的自来水管是铅管。铅对于儿童来说是毒性最大的金属之一。儿童发生铅中毒的概率是成年人的30多倍，其原因与儿童正处在生长发育阶段，许多器官尚不成熟，解毒功能不完善，对铅较敏感，以及接触机会较多有关。2007年，北京儿科研究所报告，由世界卫生组织儿童卫生合作中心牵头，历时3年的中国部分城市儿童铅中毒调查结果显示，中国6岁儿童的血铅值位居各年龄组儿童之首，北京7%的孩子血铅含量超标。国际上普遍认为儿童血铅达到或超过100微克/升为血铅偏高。铅超标会影响儿童的智力，包括说话能力、记忆力和注意力等。孩子血铅超标的症状，主要表现为注意力不集中、会有攻击性，有时肚子会疼。由于这些症状不具有特异性，因此往往会被家长忽略。

早晨打开水龙头放水一分钟　这样能够排掉隔夜积聚在水管中的铅。

过滤　自来水过滤器或净化水壶可以过滤掉大部分最常见的金属和微生物，当然最好是考虑安装专业的水处理系统，而且记得要严格遵循制造商的使用规范及时更换滤芯。

减少瓶装水的使用　这里有一个很多孕妈妈和父母们的误区，认为瓶装水和桶装水要比自来水更安全、更洁净，其实不然。塔夫斯大学（Tufts）最近的一项研究表明，广泛用于塑料制品生产的双酚A（BPA）可以模拟雌激素，干扰人类正常生殖发育。BPA不仅使用在透明的聚碳酸酯塑料瓶，也会在婴儿的奶瓶中使用。请注意看塑料瓶底的标记，如果在瓶底找到7号标记，一定要避免使用。另外，瓶装水可能还比不上自来水，因为后者是有严格的法律规范、政府监督和质量标准的，所以我们无法保证瓶装水比自来水更安全。

第三步 安全的化妆品

我们的皮肤是多孔的器官，这就意味着很多物质可以穿过皮肤进入我们的身体，甚至进入血液循环系统，并最终进入胎盘。不少化妆品、乳液和洗发水都含有有害的化学品，如邻苯二甲酸盐（Phthalates），就是我们常说的塑化剂，这些化学物质通常都是用来软化塑料的，也可以让个人护理产品产生柔滑的感觉，使你的指甲变得光亮，并且让香味持久。邻苯二甲酸盐已经在雄性啮齿类动物研究中被证实会影响男性的生殖系统发育，初步研究表明子宫高度接触这些化学物质与男性新生儿生殖系统缺陷具有关联性。在化妆品中，指甲油的邻苯二甲酸盐含量最高，很多化妆品的芳香成分也含有该物质。化妆品中的这种物质会通过女性的呼吸系统和皮肤进入体内，如果过多使用，会增加女性患乳腺癌的概率，还会危害未来生育的男婴的生殖系统。当然，目前研究还不够详细，这些缺陷到底对人类健康的影响有多大现在还不为人知，但是怀孕的时候还是安全点比较好。

环保专家建议孕妇要减少使用化妆品和其他石化成分的家用日化产品。但是，如果你不能保证在40周内完全不使用化妆品的话，那至少请在以下三个方面务必做到，怀孕的时候要坚决远离这些"毒品"。

指甲油 指甲油和洗甲水是丙烯酸、塑化剂和合成香料的主要源头，加上这些产品的有毒溶剂，对于孕妇来说是非常危险的。除了呛鼻的味道，你是否还需要更多证据呢？每当我看到分布于大街小巷的美甲店时，我真的感觉到化学品的滥用已经到达什么样的程度。特别是很多餐厅，还为等位的客人提供免费美甲，很多女孩子趋之若鹜，更加让人触目惊心，因为她们即将把这些毒物直接送进自己的嘴巴。同时，这些商业性的专业美甲店因为使用公共的产品和工具，也会交叉传染病菌和微生物。如果你必须使用那些指甲油，也请务必确保在一个空气流通的地方使用。幸运的是，现在有几个品牌厂家开始生产不含邻苯二甲酸盐的指甲油。

人工香精 不含香料的产品可以减少邻苯二甲酸盐的危害，为此尽量不要或者减少使用带有香味的化妆品，除非你确切知道这些香味来自于天然香料，如精油等。虽然香精不会在标签上列出，但常常隐藏在"香味"等字眼中。

染发、烫发 染发产品可能含有有害的化学物质，如醋酸铅、煤焦油染料等。我们没有证据表明在怀孕期间使用染发剂是不安全的，但你最好不要为了爱美而拿肚子里的小宝宝来冒险。如果你一定要染发，务必向发型师问清楚产品的安全性，确保这些产品成分中不含铅或其他重金属。

第四步 安全的空气

我们每个人每天都会在室内吃喝玩乐，睡觉就更不用说了。特别是对于孕妇来说，因为出于安全的考虑或者怀孕后期的行动不便，更喜欢待在房间里。但是，你知道室内的空气污染比室外更糟糕吗？事实上，美国环保部的调查表明，室内空气污染程度要比室外空气更差至2～5倍。我们经常可以在家里的空气浮尘中发现很多有毒的化学物质，如铅和农药。另外，很多家用日化产品也含有大量有毒物质，比如油漆、胶水或者其他清洁剂等会散发出大量有毒气体，统称为挥发性有机物（VOC），它们会对胎儿和孕妇的健康造成损害。哥伦比亚大学儿童环境健康中心的一项研究表明，孕妇呼吸的污染空气会对婴儿的DNA造成损害。

因此，在怀孕期间，为保持洁净而安全的空气环境，应该保持以下这些生活习惯：

远离吸烟者　每个家庭成员都不应该在孕妇身边抽烟，而即使不在孕妇身边抽烟，因为烟尘会吸附在地毯或者是窗帘上，几天都不会消退，孕妇仍有可能被动吸烟。众所周知的烟草烟雾中的有害成分，如尼古丁，能够迅速地穿透胎盘，导致胎儿出生缺陷。如果孕妇长期接触吸烟的人，吸入过多的二手烟，就会分娩出低出生体重儿。

使用天然成分的绿色清洁剂　在妊娠晚期，一些妇女会疯狂地清洁身边的杂物，但是很多传统清洁剂中都含有氯、氨、甲醛和人工香料等有害成分。如果孕妇长期接触这些东西，就会造成很大的风险。英国布里托斯大学的一项研究表明，经常使用这些化学清洁剂的孕妇会承受高达两倍以上的胎儿患病概率，造成婴儿的呼吸困难，如哮喘。事实上，家中随处可见的环保绿色的家用清洁剂的价值被严重低估，并且应该被广泛提倡和应用，比如可靠的橄榄皂、小苏打、醋和水，这些最普通的清洁剂不仅安全可靠，而且效果并不比那些化工产品逊色，而且你也可以自己制作清洁剂，如手工皂、精油等。

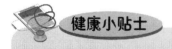

健康小贴士

远离加油站

　　孕妇应该远离加油站，因为那里的挥发气体会对胎儿造成很大的危险。

更安全地净化空气　商业空气清新剂中含有多种有害的挥发性化合物（VOC），就算是那些有香味的蜡烛也是会对胎儿造成潜在威胁，因为它会释放一些有害的致癌物质，有些甚至含有铅。如果你对营造家里的香氛非常迫切，那就试试大豆蜡烛吧，它燃烧起来比较清洁，天然的精油香薰也是个不错的选择。事实上，种植室内植物是净化空气的最环保方式，当然有些植物不适合养在室内。如需了解更多关于改善室内空气质量的信

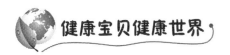

息，我们在后面的章节中会具体阐述。

通风　为了更好地保持空气流通，请经常打开窗户，呼吸新鲜空气，同时也可以让地毯和那些家具中的合成材料里的过敏原和烟雾都释放出来。如果你生活在一个空气污染比较严重的地方，可以采购带有HEPA滤网的空气净化器。在清晨的时候打开窗户，当空气质量变差时，关上窗户并使用空气净化器。

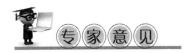

如何辨别和选择"绿色"的儿科医生

"绿色"的儿科医生要能辩证地分析环境对孩子的影响和孩子对环境的影响。越来越多的研究表明这两者之间有很大的关联性。食物、护肤品、清洁剂、孩子们的玩具等都会对儿童健康具有短期和长期的影响。绿色的儿科医生不仅仅关注孩子们的疾病本身和传统的药物治疗方法等，而是应该全面地分析孩子们所处的环境和造成这些问题与疾病的真正潜在原因，并提出综合的解决方案，包括生活、运动、环境、饮食等方面，而非开张药单就算了事。

以下三个方面可以供你参考来判断他或她是不是一名"绿色的"儿科医生，在治愈疾病的同时，是不是能注意减少药物的滥用及其毒副作用，而且能给孩子们一个长期的绿色解决方案。

1. 寻找真正的病因，辨证施治

"绿色"的儿科医生应该不仅能准确辨别疾病和合理有效使用药物进行对症施治，而且也应该了解环境与疾病的相关性。比方说湿疹，看一个医生会如何治疗湿疹呢？

传统的儿科医生往往看到湿疹就直接开个药方，使用类固醇药膏治疗这种症状，而绿色的儿科医生则不是这样，他们在提出治疗方案前会首先确定湿疹的原因。首先，湿疹是一种非常常见的皮肤病。它是不是由食物过敏导致的？还是家庭环境导致的？绿色的儿科医生可能会主张温和的方法，如为皮肤保湿或以不同的方式给孩子洗澡等。如果这些方法还不足以治愈，才会给孩子们推荐使用一些药物辅助治疗。所以说，绿色的儿科医生会结合环境寻找根本原因，给出长期有效而且安全的解决方案。另一个例子是多动症，绿色的儿科医生会检查血清铁蛋白水平，因为缺铁与儿童的多动症是相关的。如果缺铁，会对症下药，如补充富含铁的食物，而避免造成其他错误诊断和治疗。

2. 不滥用抗生素

中耳炎是很多父母们比较了解的儿童疾病，那么儿科医生是如何治疗的呢？通常情况下，传统的儿科医生只会开抗生素处方，让生病的孩子回家服用。但是，很多临床证据和我的个人经验表明，大多数的中耳炎都是自行痊愈的。更想象不到的是，如果不使用抗生素，痊愈得反而会更好。一名"绿色"的儿科医生是不会过早地开出抗生素处方的，他们会针对性地缓解儿童的疼痛及不适。当然，没有异议的是，有的时候抗生素依然是最好的治疗方法，但只有在合适的情况下使用，才会更有效。此外，与过早和经常使用抗生素的儿童相比，用这种方法治疗的儿童病情不易复发。

3. 预防原则重于治疗原则

一个好的儿科医生还应该能提供更多的健康资讯来预防疾病的发生，而不仅仅是一个治病的高手。比如，推荐健康的生活习惯、安全的产品和控制风险的警告。再比如，他应该提倡顺产、母乳、天然洗护产品等，这些细节问题正是判别医生优劣，或者说是否"绿色"的关键。

我们选择儿科医生时，当然要关心他的学术地位、职称等，毕竟我们希望找到一位药到病除的高手。但在这里，我希望提出一个观点，那就是真正的好医生还要能真正仔细辨别疾病的病因，用温和或者是自然无害的方式进行治疗，并且同时为患者及其家庭进行有关营养、锻炼和环境的教育和启发。预防疾病的再次发生可能比开处方的能力重要得多。

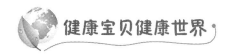

第五步 安全装修

很多准父母们往往都是在宝宝还有几周就要到来之前，才急急忙忙地开始重新装修或改建婴儿室、浴室，还急着把家里重新粉刷一遍来迎接小宝宝的到来。但是，这个时候可不是家庭装修的好时机，除非你打算在装修时搬走。孕妇和胎儿都特别容易受到油漆、石膏、铅尘、刨花板（市面上便宜的家具大多都是用这种板材制作的，成分就是木屑和胶水）、化工处理后的木材和地毯挥发物的不良影响，尤其要避免打磨墙面和油漆，因为很多有毒化学物质、重金属和其他废物会因打磨而成为烟尘被孕妇和孩子吸入体内造成危害。许多妈妈们在装修宝宝房时，都会选择色彩鲜艳的油漆，以求达到满意的装修效果，但这样的油漆却往往埋藏着健康隐患，越是艳丽的油漆可能危害更大。如果可能的话，孕妇应远离此类装修环境，或者将装修工地与其余房间彻底隔离。如果一定要装修，那么至少应在分娩前两个月完成所有的装修工作，而且由于装修产生的尘埃都需要用吸尘器或拖把彻底清除干净。还有保持通风，新地毯、家具、油漆的味道怎么也要几个星期才能消失，或者需要更长时间。还有，一定要选购环保材料的建材和家具，这些细节我们在后面的章节也会详细讨论。

环保油漆涂料 由于传统油性涂料的有机挥发物VOC（大部分来自于涂料有机溶剂、稀释剂）可以持续数周，甚至数月，非常不利于孕妇和胎儿健康。为此，家庭装修涂料务必选择新一代的环保水性涂料，现在很多知名品牌涂料厂商都推出了新一代的环保漆供消费者选择。这些低VOC和无VOC的环保油漆，使用水代替传统有机石油作基质溶剂，不含重金属和甲醛，使用更安全。关于安全使用油漆的更多信息，请参阅第9章和上网搜索更多相关内容。

最重要的一点，你要绝对保证你使用的涂料不含铅。铅中毒对儿童的大脑发育会造成不可逆的损害，婴儿在子宫中就会通过妈妈接触到这些神经杀手。含铅油漆主要是由油漆颜料中含有的铅化合物造成的，如黄丹、红丹和铅白等。由于其能使油漆颜色持久保持鲜艳，所以，越是颜色鲜艳的油漆，越可能含有大量的铅。曾有机构做了一项测试，在23个含铅油漆的样本中，橙色油漆的含铅量最高，剩下依次为黄、绿、棕色等。在美国，铅涂料已经早在1978年就全面遭禁。如果你不知道家里的涂料是否含铅，你可以自行购买检测涂料的试剂盒，或者联系专业的检测机构为你检测房屋内的有毒物质含量。

有一些简单方法可以预防铅中毒，如每周定期清洗地板、窗台和地毯。敦促儿童经常洗手，尤其是在吃东西前要洗干净。确保儿童饮食中铁和钙的高含量以及低脂肪，都能使儿童较少吸收环境中的铅。

 数据

含铅油漆的标准

美国环境保护署将含铅量达到或超过0.5%，或每平方厘米达到或超过10毫克的油漆都视为含铅油漆。我国《室内装饰装修材料内墙涂料中有害物质限量》则规定，内墙涂料中可溶性铅不得高于90毫克/千克。

含铅油漆的危害

中国建筑装饰协会副秘书长王毅强表示，油漆中的铅一旦通过呼吸道、消化道、皮肤等途径进入人体，就会在血液中持续累积，引起贫血、记忆力下降、高血压、关节痛等毒性反应。据测定，指甲大小的油漆碎屑就含50毫克铅。有研究发现，婴幼儿是铅污染的主要受害者。根据中国疾病预防控制中心的调查，我国目前仍有1/3儿童摄入超量铅，而其中家居装饰用品污染是儿童最常见的铅污染来源。调查显示，在距地面1米处，空气中的铅浓度是1.5米处的16倍，儿童身高恰好处于这个范围内；婴幼儿常会用手接触墙面，加上他们有吮手指的习惯，容易摄入大量的铅。

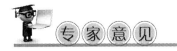

专家意见

孕妈妈要避免接触铅

临床上有太多的妊娠期妇女由于接触铅而发生可怕的后果。很多新手父母们为了让他们的孩子生活在一个更加舒适的环境里，在怀孕期间争分夺秒地装修，婴儿房、婴儿浴室、活动室都重新粉刷成各种鲜艳的颜色。悲剧的是，他们没有想到，这些涂料都含有大量的铅。用砂纸打磨时会产生铅污染的灰尘，妈妈们吸入了这些灰尘，然后这些有毒的铅就会很容易通过胎盘从母亲传给婴儿，使宝宝的大脑发育严重受损。中国医学促进会妇儿医疗保健委员会曾提出，预防儿童铅中毒要从妇女怀孕前开始。因为幼儿铅中毒可受母体的影响，母亲血铅含量高就容易导致儿童铅中毒。而且，孕妇和儿童更容易发生铅中毒。若摄取同样数量的铅，成年人对铅的吸收率一般为10%~15%，而孕妇和儿童对铅的吸收率则高达50%以上。研究表明，孕妇只要体内含铅，就会影响胎儿。因为胎盘对血液中的铅毫无屏障作用，孕妇所吸收的铅有90%会通过胎盘传输给胎儿，从而导致胎儿先天性铅中毒。胎儿先天性铅中毒会对其神经系统的发育产生极大的危害，特别是对新生儿听觉、视觉功能的损害更大。先天性铅中毒的胎儿在出生后其身高、体重、智能发育与正常儿童相比，都非常落后。铅对人体的危害是不可估量的。不仅孕妇体内含铅会影响胎儿，父亲体内含铅也会影响胎儿，因为铅对精子和卵子有致畸作用。

因此，专家建议年轻夫妇准备要孩子时，一定要到医院做血铅测定。特别是从事石油、冶金、蓄电池、装潢行业的人员及公共汽车售票员等铅中毒的高危人群，则更应做血铅测定。只有血铅浓度正常(<100微克/升)时，方可怀孕。如果血铅含量高就要先排铅，再测定，直到血铅浓度正常了，才可以准备受孕。这样才能孕育出一个聪明、健康的宝宝。

如何打造一个健康的婴儿房呢？你很可能沉迷于婴儿房的样式、颜色、家具等，其实你完全可以在家里的公共区域隔出一小片地方来给宝宝玩耍，孩子们并不一定喜欢那个崭新的、看上去很鲜艳的，但实际上却是冷冰冰的婴儿房，他们更喜欢和父母们待在一起。

装修房间时，以下是一些要记住的健康因素：

购买环保材料的家具。如果是新家具，可以选择那些未经处理的天然木材制成的家具，因为纤维板和刨花板等包含许多化学涂层和胶水。二手家具也是不错的选择，只要确保老木家具不含铅涂料就可以了。

尽量不要使用地毯。地毯不仅藏污纳垢，很难清理，而且新地毯的纤维、染料、基底材料和阻燃剂里会持续散发有害的化学物质。相比之下，可以选择那些环保油漆的硬木地板。此外，竹制和软木地板也是比较好的选择。

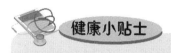

健康小贴士

相信你的鼻子

市场上的妇婴产品真的是琳琅满目，五花八门，我们不可能知道所有产品是由哪些材料制成的，或是否安全。但有一个非常简单可行的办法就是：跟着你的鼻子走。如果新家具、床单、衣服、油漆或清洁产品等，不管什么，只要它的气味足以让你的鼻子感觉不舒服，就不要把它放在婴儿房里了。

选择天然材料的床垫　天然材料的床垫比较贵，但是确实非常值得，因为你的宝宝一天中的大部分时间都在床垫上玩耍或睡觉。天然床垫通常由不含杀虫剂和除草剂的有机棉花制成。而传统的婴儿床床垫一般都由对宝宝有害的乙烯基的化纤材料、填充式聚氨酯泡沫和阻燃剂制成，这些有害物质会直接影响大脑和神经系统的正常发育。我相信没有哪个父母希望自己的宝宝躺在这样的床垫上。除了化学污染方面的考虑，无论什么样的床垫，你还要确保床垫不能太软，防止高风险的婴儿窒息。同时，床上用

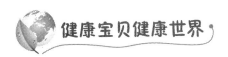

品也要选择那些纯棉的。

第六步 想想还有什么

最后一步让我们想想还有什么要为初生的宝宝准备的？

· 尿布：棉布重复使用的还是纸制一次性的

· 婴儿的天然洗护用品和面霜

· 天然材料的婴儿用品和服装

· 安全奶瓶

· 母乳喂养与奶瓶喂养用品

· 婴儿配方奶粉

· 牙胶

· 汽车座椅、高脚凳和其他用具

· 不含铅和BPA的玩具

· 婴儿家具和装饰品

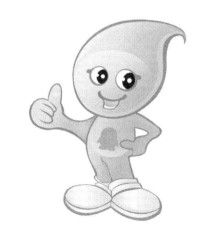

第二章

健康食品
——选购、食用和储藏健康的食物

在中国，食品安全问题已经家喻户晓，绝不是什么新话题。但是，大多数父母们除了整天抱怨人心不古和政府监管不力以外，并不知道如何去保护自己的孩子，鉴别并远离有毒有害食品，在这方面的知识实在是太匮乏了。我们一边唠叨着食品安全的问题严重，一边却无知地任由孩子或者干脆亲手将有害的食品塞入孩子们的口中。像所有孩子一样，我的女儿也特别喜欢五颜六色的糖果和零食，特别是在节日的聚会上，或者学校老师的奖励中，那种诱惑对于孩子来说是无法抗拒的。就算作为父亲的我，有时也真的没有办法板起面孔，去当着小伙伴们的面扫孩子的兴，以坚持健康饮食的原则。有时，我忍不住也会读读包装上的成分说明，因为我想知道她到底把什么东西放到自己嘴里。事实上，很多时候我已经不是在乎这些零食是不是有营养，我只想确定它们是不是安全，会不会损害我的宝贝的身体健康。我的女儿每周四都在一家英语学校学习，课间的时候学校提供免费的课间餐，通常是一杯酸奶和一包膨化食品。令我惊讶的是，所有

19

的家长都从来没有关心过这些免费的餐食是不是有营养，是不是健康，或者说是不是安全。起初，我要求女儿在吃这些食物前，自己阅读包装上的成分说明，并大声读出这些食品添加剂的内容，然后她可以自行决定要不要继续食用。很多在场的家长并不理解我为什么要这么做，我猜有些人甚至在想这样谨慎到底有没有必要。但后来，我意识到我的行为开始慢慢让女儿养成了阅读食品标签的习惯，把零食放到嘴里之前她会思考。我的坚持开始有了回报。

很多年以来，当我在推广关于孩子健康饮食的理念时，我会让父母们考虑一些问题。你的孩子吃什么食物会变得聪明、健康、有活力？当然是吃的食物越合理，孩子就会越健康，这样的答案似乎也很好理解。我有时也会向孩子的爸爸们举一个例子，他们永远不会将劣质汽油或劣质的发动机配件用在自己的汽车上，那么孩子不也是一样的吗？

为了孩子们的健康，我们就要关心孩子的饮食均衡。很多营养学专家都提醒我们，"健康是吃出来的"，尤其是在小儿肥胖发病率如此高的当下。而且，今天的食品健康已经远远超出了营养学的范畴，而是食品安全的底线问题，我们这些父母要学习更多关于食源性健康风险的知识，如食品添加剂、农药、激素、抗生素和转基因食品等可能带来的危害。

保护孩子的饮食健康就像每天都在发生的永无休止的战斗，父母们也不可能赢得每一场战斗。就像我前面说的，孩子们经常会在生日宴会时吃很多糖，也会在电影院吃冰激凌和爆米花。你不可能做到万无一失，但关键是要把握好度，并做出正确的判断，学会询问和思考，并采取行动。有更健康的选择吗？能减少加工食品吗？这些食品是在哪儿加工的？就餐的环境卫生吗？

菜场和超市里那些繁杂多样的食物让你头晕目眩，无所适从。但是，幸运的是，更多的主流公司都在推广绿色食品理念，努力改善食品安全的现状，很多郊区有机农场的绿色农产品销售增长率每年都超过20%。家庭主妇和父母们在为家人挑选更健康、更放心的食物的同时，也是在帮助建立安全食品的绿色未来。下面我来介绍在购物、料理和食用等食品消费环节应该考虑的10个步骤。

第一步 读懂食品标签

有的食品的标签往往有意误导消费者，故意把很多食品添加剂写得让人摸不着头脑。比方说，标签成分明明写着是高果糖玉米糖浆，其实就是人造甜味剂；写着是山梨酸钾，其实就是防腐剂。别再相信眼睛看到的那些故弄玄虚的科学术语，如果你不能确切知道这些到底是什么，你最好把它们放回货架上去。

标签上的成分是按照食品中的含量排序的，也就是说含量最多的排在最前面，然后依次类推。如果前几个成分都是些你不认识的化学名词，那么多半不是什么健康有营养的食品。又比如，排在前两位的其中一种成分是甜味剂或糖浆，那么你基本上就是在吃甜点。

有些食品的标签经常会吹嘘自己是健康食品，用"有机"或者"低脂"的字眼儿来掩饰事实。这些字眼并不能表明它们不含有糖分和食品添加剂。在食品安全问题严重的今天，我国政府对食品的监督也日益严格。但是，食品监督员也只是看看标签而已，不可能检验所有的产品，我们这些父母们还是要学会去鉴别隐藏在这些标签后面的真相。

- **天然和非天然** 天然意味着大多数成分来自天然产品，但是并不能排除里面含有一些非天然的添加剂和激素等。

- **有机和绿色食品** 绿色和有机产品是指那些生长、生产过程中不使用化学杀虫剂或除草剂、合成肥料、抗生素、生长激素、基因工程或人工干预等的产品。"100%有机食品"这一术语用于含有100%有机成分的产品，"有机食品"是指该产品含有至少95%的有机成分，"有机成分制成"是指至少含有70%以上有机成分的产品。然而，如果有机含量低于70%

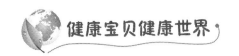

的食品仍可能被称为有机食品，为此消费者就要仔细鉴别了。

• **散养**　这个术语尚不规范，散养的禽类或牲畜每天需要在自然环境中待多久并没有确切的标准，一只被称为散养的鸡可能每天只散步2分钟，所以我的建议还是眼见为实吧。

• **低脂肪**　国内对低脂产品同样缺乏公认的标准，比如低脂牛奶，到底每千克食品中脂肪含量多少才能定义为低脂，我们并不知道，我们唯一知道的是它可能比全脂低一些。

• **全麦和杂粮**　面包和饼干之类的标签上可能会吹嘘说他们的食品是不经过任何处理的、含有高纤维和高营养价值的全麦食品。"100%全谷物食品"是指是完全不含加工面粉的食物（这当然很好），而"由谷物制成"则是在试图误导我们，因为它可能含有许多谷物，但也可能只含有一点点而已。

• **水果制成**　这些产品到底是不是百分之百地用真正的水果制成还是只加入了几滴果汁或可怜的几片水果，我们根本就没有办法知道。

• **低盐**　标记为低钠、低盐的产品是指其盐分比常规要少25%以上，但如果这些产品常规的盐含量就超标，那么这里所谓的"低盐"就很可能还是属于实际高盐的食品，务必当心。

第二步　选择绿色有机食品

现在，绿色有机产品不再是城市郊区农场的特产，而是在很多城市超市就能买得到。这些更健康、更安全的食物明显要更贵一些。为什么要选择绿色有机食品呢？我想道理很简单，最主要的原因是有机水果和蔬菜的种植是不使用任何农药和化肥的。数据表明，农药对正在发育的大脑和身体会产生巨大的潜在影响，农药残留物的摄入可导致哮喘、白血病和前列腺癌发病率明显升高。好消息是如今政府禁用了一些剧毒的农药，比如敌敌畏，在农药安全方面了取得长足的进步。但是，这些剧毒农药在很多发展中国家和我国有些偏远地区还在继续使用，这就足以让我们担心农产品的安全性。

此外，孩子们更容易遭受农药的健康损害，可能在每个人生命的前5年里所接触的农药量几乎占到整个生命周期的一半。原因是，按照平均体重计算，孩子每天摄入的水果、蔬菜还有牛奶等是成人的4～5倍，有些儿童甚至要摄取更多。因为一些儿童是"暴饮暴食者"，普通儿童平均每天喝一杯果汁，但有些儿童可能每天会喝8杯果汁，所以这就导致儿童接触到农药的概率其实是更大的。

 数据

> 在美国华盛顿州西雅图市的一项针对小学生的体检研究中，23名小学生接受尿检测试，结果100%的尿液样本中检出农药成分。之后，让这些儿童坚持食用4天有机食物后，再次尿检，只有1人的尿液中检出有农药成分。（《环境与健康展望期刊》，2005）

不是我吓唬你，更不是让你不吃新鲜水果和蔬菜。相反，我们需要摄入大量水果和蔬菜，以防止心脏病、糖尿病、结肠癌和其他癌症。重点是食用有机食品，可以明显降低体内的农药含量。孕妇尤其应该养成食用有机食品的习惯，以便让肚子里的宝宝健康成长。此外，应当优先喂养有机婴儿食品。

如果你买不到有机食品，那么就要在买蔬菜和水果的时候小心一点儿了，因为很多蔬菜和水果都有最高含量的农药，特别是其中最常见的12种果蔬，我们可称其为"污染物含量冠军"。调查结果显示，日常饮食中避免这12种高污染含量的果蔬，可以有效降低农药的摄入达90%以上。除非你一定要吃这12种果蔬，否则还是避免不必要的开支，选择那些更安全的吧。

有机食品是否更有营养呢？也许是的，虽然只是初步研究，但研究已经表明，有机产品的确含有更多的维生素和一些抗氧化剂。但是，这些并不是全部食用有机产品的理由。为了孩子的健康，也许我们还要考虑得更长远，那就是环境的保护。生产有机作物的农民使用更少的能源，减少废物的产生，减少土壤的破坏，保持物种的多样性，使野生动物能够更好地繁衍，农民自身也处于更健康的工作环境。考虑所有这一切，加之当前日益增长的对土地和资源的需求，购买有机食品是我们能够为未来餐桌可持续性所能做的有益的贡献，而且我们的后代也将持续受益。

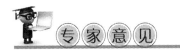

农药含量排名前12和后12名的果蔬

农药残留含量最高的12种果蔬	农药残留含量最低的12种果蔬
桃子	洋葱
苹果	鳄梨
甜椒	甜玉米
芹菜	菠萝
油桃	杧果
草莓	豌豆
樱桃	芦笋
生菜	猕猴桃
葡萄	香蕉
梨	白菜
菠菜	西兰花
土豆	茄子

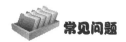 **常见问题**

为什么有机食品比较贵?

这个问题其实应该改成:有机食品更贵么?其实从长远角度来看,并不是这样的。中国是人口大国,民以食为天,为此食品价格是有政治考量的,产品以政府定价的方式出售,传统农业由政府大量补贴。因此,中小生产规模的农民正在以惊人的速度破产,目前国内的农民工现象就是农业破产的直接结果。美国也一样,从1993年到1997年,美国每天平均有50家中小型家庭农场破产。对于大型农场来说,他们从经济规模、政府补贴、赋税减免方面获益最多,因此生产出来的产品价格相对较低,但他们生产的作物种类要少得多。

从另一个方面来说,有机食品是一种劳动密集型的农业生产模式,政府补贴较少。同时,种植有机作物的农民不能喷洒除草剂来清除杂草,只能人工除草,这样劳动成本就比较高。所以,事实上有机食品虽然价格比较贵,但也确实是物有所值的。

此外,不要忘了,对于化学农业的做法,我们还会付出更多代价。因为过度依赖化肥、农药,不仅污染水源,还会令土壤变得贫瘠,最重要的是会影响到我们的身体健康,最终得不偿失。

第三步 **选择本地产应季果蔬**

真正的美食家奉行的原则是推荐食用本地生产的季节性农产品。如果既是本地生产,又是应季的农产品,产品的新鲜度倍增,其营养流失也降到了最低程度。本地农场的农产品采摘后再经农药处理的可能性也较低,因为你可以想象一串外地产的葡萄历经周折、长途跋涉被运至离你最近的超市,还

第二章 健康食品

能保持新鲜的难度，但本地农产品则不存在这样的问题，也更容易控制。实在不行，你还可以干脆到本地附近的农场去实地考察一下。另外，本地农产品的包装更少，种类更多，坦率地说，味道也更好。我身边很多家长都会时常带孩子去郊区的农场里采摘新鲜草莓、甜瓜或玉米，在享用绿色的有机食品的同时，也给我们带来田园生活的喜悦。大部分农场都有一个牌子，标明应季农产品的采摘时间、不同食物对健康的好处、食物的保鲜期等。你亲眼见证的农场，那么它出产的农产品是可以让你放心的，就直接订购吧！

 DIY

回归传统冬储传统食品

　　为越冬准备果蔬和食品是中国北方的传统，临近入冬的时候家家户户都会忙着储存食物来度过漫长的寒冬，因为在过去的冬天里人们很难买到新鲜的果蔬和其他食品。最常见的储存水果的方法是冷冻，北方的读者相信还记得北方的冻梨吧？我们可以将食物通过冷冻的方式制作很多越冬食品，比如冻豆腐。也可以把新鲜的浆果、桃子、瓜类和其他夏季水果装进罐子里，为漫长的、缺乏维生素的冬季储存起来。制作果泥的方法很简单，洗干净、晾干、用搅拌机将你喜欢的夏季水果打成泥状，例如杏、油桃、瓜类等，然后装入可循环使用的容器内（不要装得太满，以免冷冻后膨胀破瓶），贴上标签，放入冰箱待用。浆果类甚至无须打成泥状就可直接装瓶，将其作为奶酪、甜点的配料，或拌在冰沙、冰淇淋中等。另外，如果你足够巧手，可以自己动手制作泡菜、糖蒜和萝卜干等传统冬令食品，制作的方法你可以很容易在网络上找到，只要照着做就行了。这些自己动手的冬令食品都是绝对不含添加剂的健康食品，跟超市里出售的那些酱菜、罐头等可不是一回事。为了孩子和家人的健康，让我们动手吧，也可以让孩子加入，和我们一起做。

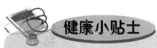
杜绝一次性塑料袋，改用循环的环保拎包

普通的三口之家每年大约扔掉1500只塑料袋，而这些塑料袋约需耗费1000年的时间才能完全降解，我们称之为"白色污染"。为了生态的可持续性发展，提倡重复使用天然材质的环保手袋，如帆布袋、棉布袋、尼龙袋等。即使材质不是天然材料，至少能做到重复利用也好。

第四步 谨慎选择鱼类食品

有许多理由让孕妇和孩子喜欢吃鱼：多脂鱼类富含Ω-3脂肪酸，尤其是沙丁鱼、鲭鱼和野生鲑鱼，可促进胎儿和婴儿大脑发育。大多数海鲜富含高蛋白，不健康脂肪含量较低，是红肉的较好替代物。对于成年人来说，鱼类和其他海鲜的摄入可有效降低体内有害的胆固醇（LDL），提高有益的胆固醇（HDL），防止心脏病发作。

但你肯定也应该听说过，食用海鲜也存在风险，其风险主要来源于鱼类体内所含的工业化学品和其他污染物。两种常见的污染物——汞和多氯联苯（PCB），与儿童学习和记忆障碍、甲状腺及癌症相关。而且，随着时间的推移，汞和多氯联苯会在体内积累，而且我们的身体自身无法代谢这些污染物（多氯联苯一旦进入人体，需要约10年时间才能排出摄入量的一半；汞的半衰期是70天，也就是说准备怀孕的妇女需要提前一年的时间清除体内的汞）。另外，这些物质可通过孕妇胎盘或母乳传给婴儿，所以对儿童、孕妇来说，避免食用高汞和多氯联苯含量的鱼类至关重要。

当然，也不要让这些坏消息为你带来对鱼类的恐惧感。在大多数情况下，只要你做出明智的决定，食用海鲜的健康益处要大于风险。如何实现这一点呢？就是要了解你食用的鱼类。我会给你建议，推荐一张鱼类图表，当在餐馆点菜时希望你能用得上。除了安全的因素，我们还要考虑环保，尽量避免消费珍稀的、被过度捕捞的鱼种，我们没人希望只图一时口舌之快而终结这些濒临灭绝的物种。

下面，我会建议一些实用的经验法则：

尽量少吃大型鱼类　鱼的体型越大通常捕食性也较强，汞、二噁英和多氯联苯等污染物的含量也相应越高，因此孕妇尽量不要吃鲨鱼、旗鱼、鲭鱼、方头鱼（来自墨西哥湾）和大眼金枪鱼等大型鱼类。这些大型捕食性鱼类处于食物链的顶端，长期食用其他受污染的鱼类，体内含有更高浓度的污染物。有些鱼类对你更有益，如凤尾鱼、沙丁鱼和鳕鱼。

少吃水底鱼类　中学的生物学就曾教授有关鱼类分层的知识，有些鱼类生活在水体上层，而有些则潜伏在水底。污染物往往沉淀在水体底部，不容易被冲走，而且由于缺乏阳光照射而不易降解。为此，水底的鱼类及海鲜通常体内污染物含量也超标，像龙虾、螃蟹、贝类及其他生活在水体底部的鱼类等。

正确食用金枪鱼　最新的数据显示，平均而言，罐装白色长鳍金枪鱼的汞含量是罐装金枪鱼的3倍以上，有时甚至超过政府限定的安全范围。儿童、孕妇（或那些准备受孕的妇女）和哺乳期妇女，甚至是准爸爸们也应避免大量食用金枪鱼。美国环境保护署建议，孕妇可以每周放心地食用340克的大块金枪鱼。如果你希望了解安全食用这些鱼类的精确量，可以登录cwg.org/tunacalculator，使用金枪鱼摄入量计算器，找出最适合你的用量。请记住，你需要将这个量计入你的鱼类总消费量中进行权衡。

尽量选择野生鱼类　养殖鱼通常人工饲养在近海、近湖专门养殖区域或人工鱼塘，使用农药、抗生素、激素等，以减少寄生虫和其他感染性疾病，但大量的人为添加物会严重污染水源，特别是人工养殖的高密度会进一步恶化水体的污染程度。例如，人工养殖的三文鱼（日式料理中最流行的鱼）的污染问题尤为严重，已经被证明含有高浓度的污染物，其多氯联苯含量要比野生三文鱼高10倍以上。

虽然野生鱼类更安全，但它要比养殖鱼更贵。而且，如何分辨鱼是否真的是野生的也很难，你唯一能做的就是向鱼贩或餐厅询问，并相信他们的回答。另外，中国目前的自然水体污染也很严重，也就是说野生也未必百分之百安全，就算你买到的真的是野生的鱼类，但它来自的河流或海洋是否被污染也不得而知。看来，最安全的方法还是减量食用吧！

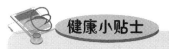 **健康小贴士**

鱼类并非唯一来源

你可以选择Ω-3脂肪酸的替代来源，更安全，如核桃、亚麻籽、橄榄油和鸡蛋等。

鱼类体内污染物含量排名

我为大家提供一份参考清单，有助于你选择最健康、最安全的海洋鱼类，但请注意这些被列出的信息只是统计的通常情况，由于产地不同，与真实情况会有所差异。

低污染的鱼类	高污染的鱼类
鲍鱼（养殖）	鱼子酱（野生）
凤尾鱼	石斑鱼
北极红点鲑（养殖）	小龙虾（养殖）
鲮鱼（养殖）	蟹（河蟹、邓杰内斯蟹、雪蟹、石蟹）
鱼子酱（养殖）	安康鱼/鮟鱇鱼
蛤（养殖）	橙连鳍鲑
大比目鱼（太平洋/阿拉斯加）	岩鱼/鳕鱼岩（太平洋）
鲱鱼	三文鱼（养殖）
鲭鱼	鲨鱼
牡蛎（养殖）	虾/大虾（养殖）
银鳕鱼/鳕鱼	鳐鱼
沙丁鱼	红鱼
扇贝（养殖）	鲜鱼（野生）
牡丹虾	剑鱼
鲈鱼（养殖）	方头鱼
鲟（养殖）	吞拿鱼（金枪鱼）

第五步 远离食品添加剂

当我和女儿一起去超市购物时，我都可以亲眼见证食品添加剂对孩子们的极致诱惑：蓝色棉花糖口味的酸奶、粉红色草莓味的冰淇淋、五彩缤纷的各式糖果。生产商们充分意识到孩子们的喜好，使出浑身解数激起孩子们的食欲。当然，有时这很好。但对儿童来说，食品添加剂、防腐剂、人工色素和香料的大量添加甚至滥用将严重损害其健康，这种负面的影响要比成人大得多。

食品添加剂大多存在于加工食品中，为此，为了让添加剂远离孩子，要尽量为孩子们提供新鲜食品、有机蛋白质、全麦和有机绿色食品。孩子们经常会互相分享垃圾食品，所以你可以像玩侦探游戏一样，培养孩子们阅读标签、寻找添加剂的习惯，这样他可以在家长不在场的场合里自行鉴别。前面我提到的小故事，关于我的女儿会阅读英语学校课间食品的标签并大声朗读添加剂的成分，正是我们教会孩子们远离这些添加剂的开始。

选择"不含防腐剂"的食品。防腐剂有助于延长食品的储存时间（或保质期），但防腐剂的成分通常是不安全的。例如，叔丁基羟基茴香醚（BHA）可避免油脂腐化，被美国卫生与人力资源服务部列为可能致癌的物质。但有趣的是，美国食品和药物管理局（FDA）批准该防腐剂可用于食品。在购买食品时务必查阅标签的成分说明，尽量避免含有此类有害物质的食品。除BHA外，还有BHT或对甲酚等。BHT全名叫2,6-二叔丁基对甲苯酚，是一种抗氧化剂，广泛应用于食品和工业。在食品中，被广泛用于油脂的抗氧化。

知识

食品防腐剂

食品防腐剂的主要作用是抑制微生物的生长和繁殖，以延长食品的保存时间，抑制食品腐败。我国规定使用的防腐剂有苯甲酸、苯甲酸钠、山梨酸、山梨酸钾、丙酸钙等25种。

防腐剂的防腐原理，大致有如下3种：

一、干扰微生物的酶系，破坏其正常的新陈代谢，抑制酶的活性。

二、使微生物的蛋白质凝固和变性，干扰其生存和繁殖。

三、改变细胞浆膜的渗透性，抑制其体内的酶类和代谢产物的排除，导致其失活。

我国到目前为止已批准了25种食物防腐剂，其中最常用的有苯甲酸钠、山梨酸钾等。苯甲酸钠的毒性比山梨酸钾强，而且在相同的酸度值下抑菌效力仅为山梨酸的1/3。但因苯甲酸钠价格低廉，在我国仍普遍使用，主要用于碳酸饮料和果汁饮料。

简单介绍我国常用防腐剂的产品性能、防腐机理和使用范围等：

1. 苯甲酸及其盐类，由于其毒性较强，日本已全面取缔其在食品中的应用。

2. 山梨酸及其盐类，为酸性防腐剂，在我国可用于酱油、醋、面酱类，饮料、果酱类等中。

3. 脱氢乙酸及钠盐类，是一种广谱型防腐剂，用于肉类、鱼类、蔬菜、水果、饮料类、糕点类等的防腐保鲜。

4. 尼泊金酯类（即对羟基苯甲酸酯类），产品有对羟基苯甲酸甲酯、乙酯、丙酯、丁酯等。我国主要使用对羟基苯甲酸乙酯和丙酯，日本使用最多的是对羟基苯甲酸丁酯，一般用于水果饮料中，对羟基苯甲酸丙酯一般用于水果饮料中。

第二章 健康食品

5. 双乙酸钠是一种常用于酱菜类的防腐剂。

6. 丙酸钙常用于面制品发酵及奶酪制品防霉等。

7. 乳酸钠是一种新型的防腐保鲜剂，主要应用到肉、禽类制品中，对肉食品细菌有很强的抑制作用，如大肠杆菌、肉毒梭菌、李斯特菌等。

8. 生物食品防腐剂是由乳酸链球菌素开始的，在我国已有10年的历史。GB2760规定可以使用的有乳酸链球菌素和纳他霉素，从2006年开始发展聚赖氨酸（现已有4家企业提供），有关申请聚赖氨酸进入GB2760的工作正在进行，相信不久会投入市场。

远离糖类替代品（人工甜味剂） 大部分的家长们知道尽量控制孩子们食用太多的糖，但却让很多人工甜味剂蒙混过关，这些物质的危害可能比天然糖的危害大得多，所以更应该引起我们的注意。阿斯巴甜（也叫作纽甜或怡口糖）经常被用于所谓的无糖饮料和儿童产品中，如维生素和牙膏，还有糖精都是很有争议的潜在有害物质。虽然目前还没有明确的研究证明其对人类健康的负面影响，但许多科学家都认为这些人工甜味剂与头痛、癌症等很多疾病存在相关性。至于三氯蔗糖（蔗糖素）的安全性，尚缺乏充分的研究结论。甜叶菊，一种草本植物，其制成的天然甜味剂，与其他甜味剂相比，更加安全。无论如何，我们的底线是：儿童应少吃糖，更要少吃那些"假糖"——人工甜味剂。

减少玉米糖浆的摄入 这种甜味剂由加工的玉米糖浆制成，用于面包、谷类食品、软饮料和沙拉酱中，因为它比蔗糖更甜，也更便宜。许多专家认为它增加了儿童肥胖症的概率。动物研究表明，高果糖玉米糖浆与糖尿病和高胆固醇具有关联性，尽管目前还不清楚在人类中是否也同样如此。事实是，我们消耗了太多的高果糖玉米糖浆，而这些食品的营养价值却很低或完全没有营养价值。为此，购物时请注意查看标签，如果它被列为首要成分，那么还是把它放回货架的好。

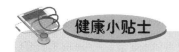

科学搭配营养小点心

很多父母都希望了解具体的营养学知识来为孩子们科学地选择有营养的膳食组合，希望我给大家推荐几款既营养又美味的小点心。下面是孩子们可能喜欢的或者说应该合孩子们口味的一些点心组合，你可以从中为你的孩子选择两组不同的组合，每天两次，确保孩子们摄入充足的营养。

酸奶（115克，低脂）和水果

坚果（1/4杯）和干果（不含防腐剂）

1/2全谷物面包配炒鸡蛋和蔬菜

胡萝卜和土豆泥

蚂蚁爬树（把花生酱或奶油涂在芹菜段上，然后撒上葡萄干）

冰沙（牛奶或豆浆，半个香蕉和冷冻水果，如草莓、蓝莓、杧果）

水煮鸡蛋和一片全麦吐司

全麦饼干与乳酪

水果和乳酪条

酸奶1小杯（115克）、低脂燕麦

水果和奶酪

鸡胸肉配低脂奶酪片和梨、苹果或桃子

奶酪三明治（全麦面包薄片）

减少反式脂肪的摄入　在曲奇、饼干、冰沙、薯片、薯条、甜甜圈、微波炉爆米花、很多其他的零食和油炸食品中都含有反式脂肪。反式脂肪也被称为部分氢化油脂，也就是人造脂肪。氢化工艺可使脂肪更坚固，从而延长产品的保质期。在所有的脂肪中，反式脂肪是最有害的脂肪，会导致心脏病和高胆固醇。与食用健康食品的儿童相比，那些摄入更多快餐、

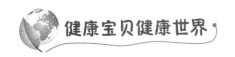
人造奶油和工厂预制烘焙品的孩子们将来患心脏疾病的风险要高得多。

你应该在标签上寻找哪些字眼来避免这些最坏的脂肪呢？氢化或部分氢化菜籽油、大豆油或棉籽油，即氢化植物油。好消息是，一些负责任的食品公司已经开始停止使用反式脂肪，尤其是避免儿童产品中的反式脂肪。一些快餐连锁店也开始禁用这些成分。在美国纽约，反式脂肪被认为可引起动脉硬化和堵塞，为此全市餐馆都禁止使用这些成分，这也是美国全国范围内的第一种此类措施。目前，中国还没有法律禁止这些反式脂肪，所以你可以很容易在超市中买到各种由反式脂肪制作的饼干和零食。

不要食用人工色素 想象一下那些蓝色的酸奶、霓虹色的果汁饮料和鲜艳诱人的点心，这些鲜艳的颜色都不是无缘无故的。你根本不用看标签里的成分说明就可以判断这些人工色素是否有益于孩子健康。尤其要避免蓝色1号和2号、绿色3号、黄色5号和6号。

警惕亚硝酸钠 亚硝酸钠用于保存腌肉和加工肉类，如腊肉、香肠和火腿等。亚硝酸钠的神奇之处在于它可以让肉制品看起来新鲜多汁。大量的实验室研究证明，这种化合物与多种癌症高度相关。肉类加工制品不应该是孩子们日常的主食，同样也不适用于孕妇。幸运的是，不含亚硝酸盐的肉越来越容易买到，你要做的就是仔细阅读标签加以鉴别。

对味精说不 味精广泛用于汤、沙拉酱、薯片、调味料和中餐菜肴，特别是中国菜，味精几乎成了家家户户必备的增味剂（别以为鸡精不是味精，它们是一回事）。研究表明，有些人对味精敏感，可能会有头痛、呼吸急促、心率变化等反应（这可能是因为味精直接攻击神经元的缘故，如果剂量较高，甚至可以杀死神经细胞）。需要注意的是水解蛋白，在很多罐装和加工食品中用作调味剂，其中也含有味精，但是却无须出现在标签上，所以很难被发现。

戒掉咖啡因 通常情况下，孩子们会在冰茶和可乐里摄入咖啡因（巧克力味和咖啡味酸奶也含有一定量天然咖啡因），很多青少年则有可能很早就开始爱上了焦糖玛奇朵和拿铁咖啡。我们倡导减少咖啡因的摄入，主要有两个原因：（1）它是一种兴奋剂，孩子们并不需要它来保持精力充沛，大多数时候他们已经够兴奋的了；（2）它可以令人轻度上瘾，我相信没人希望孩子过早地形成这种依赖，没有它就整天提不起精神。其实，在我身边，咖啡瘾君子越来越多，当然还是以西方人居多，很多人早上如果不喝一杯咖啡就干脆没有办法正常开始一天的工作和生活。还是戒掉它吧！

警惕转基因食品　转基因或遗传工程食品（GMO或GE）是农民培育健壮的、抗虫害作物的一种方式，例如，对粮食的种子通过生物技术改良，可以将杀虫药成分植入植物的基因片段，这样就可以使基因改良后的粮食作物自身具有抵御病虫害的能力。还可以植入如草甘膦（一种普遍使用的除草剂）基因来让作物不受大量除草剂的影响，从而可以放心使用大量除草剂，减少了人工除草的麻烦，又能大幅提高农作物产量。可是，转基因并不总是好消息，坏消息是这些被植入农作物的农药基因（除草剂、杀虫剂等）最终会进入人体，对人体健康造成危害。尽管目前世界范围内还没有确凿的证据来证明转基因食品的危害程度，但最简单的理解是，既然杀虫剂能杀死害虫，当然我们也有理由相信它可以杀死我们人类，只是程度不同罢了。目前，转基因技术主要限于油菜、大豆和玉米。转基因食品通常用于动物饲料中，但却以包装食品的添加剂形式悄然进入了我们的生活。转基因加工食品的普遍程度如何，我们并没有一个确切的数字，但约60%的美国杂货店加工食品至少含有一种大豆产品，有一半以上的大豆作物是转基因的。

这些食品没有经过长期的健康安全测试就贴上合法销售的标签。美国政府监管机构和生物技术公司表示，转基因食品是安全的，但转基因食品却在整个欧洲被禁止。一家监督机构的研究表明，转基因食品对植物和野生动物的影响还不止如此，食物过敏原还可以通过生物工程技术在不同物种间传输。

所以，如果你的孩子很容易出现食物过敏，那么建议尽快用天然和非转基因食品来替代，如新鲜的有机水果和蔬菜、坚果、奶酪和酸奶等。对

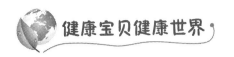
过敏人群来说，这些有机食品才是一项真正彻底的解决方案。

第六步 选择有机肉类和乳制品

喜欢肉食的父母和孩子们都要注意尽量选择有机肉类和乳制品，因为有机肉类不含激素、抗生素和农药。激素常用来加快牲畜和家禽的生长速度；注射抗生素，以对抗感染；便宜的饲料通常也含有大量农药残留。在儿童的饮食中，过量的激素会影响正常的成长发育。激素对于成年人的健康风险，还没有确凿的证据，但也没有相反的证据。90%的美国牛肉都含有激素，这也就是为什么欧洲和加拿大从不从美国进口牛肉的原因。如果你在肉类或家禽产品上看到了无激素标签，那就说明你找到了绿色的有机肉类，但目前在中国还很少见。如果你的孩子特别喜欢吃肉，而你也不知道这些肉类是不是有机的，那么请尽量让他们吃瘦肉，因为二噁英类污染物主要集中在动物脂肪中（包括养殖的鱼类）。脂肪越少，接触二噁英的机会也就会越少。

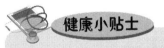
健康小贴士

烧烤小常识

尽量不要过度烧烤：根据美国国家癌症研究所的研究，烧焦的肉类含有多环芳香烃（PAHs）和杂环胺（HCAs），会增加患某些癌症的风险。尽量不要烧烤肥肉，并尽可能不要让油脂滴到炭火上，以避免烟雾燃烧（多环芳烃形成于烟雾中，然后沉积在肉内）。在肉和煤之间放一层锡箔，低温烧烤，以减少HCA的形成。当然，你也不能食用没有烤熟的肉，否则会增加沙门氏菌和大肠杆菌感染的风险。

饮用有机牛奶 有机牛奶比普通牛奶要贵一些，但其对健康的好处是不言而喻的，有机奶制品来自于有机饲养的牲畜。相反，普通牛奶的来源就令人忧虑了，为了提高牛奶产量，奶农可能会给奶牛注射生长激素或rBGH，使奶牛生产更多牛奶。此外，这些奶牛还经常被注射抗生素，以防止传播疾病。

孩子需要饮用大量牛奶，所以尽早为孩子们选择有机牛奶吧，包括奶酪和酸奶等有机奶制品。如果牛奶不含生长激素，纸箱通常会另外注明。也可以考虑本地的一些可信赖的小型农场供应的乳品，你可以亲自前往调研激素的使用情况，做到心中有数。这也是从本地绿色农场购买的另一个很好的理由。

 知识点

重组牛生长激素(rBGH)

自1994年被美国食品和药物管理局批准以来，多达25%的rBGH被用来提高牛奶产量。在美国，药物注射率在5%~30%之间。虽然生产商声称，rBGH牛奶和非rBGH牛奶同样安全，但也有研究表明：rBGH已被证实与动物乳腺癌和前列腺癌相关。更重要的是，这些生长因子能进入奶牛乳汁内，从而被人摄入体内，进入人体血液循环中，进而影响激素水平。

有机鸡蛋　近年来，鸡蛋消费受到了一定的打击，因为担心禽流感和高胆固醇。但是，鸡蛋真的是非常有营养的健康食品，特别适合处在生长发育期的孩子们。蛋类富含蛋白质，维生素A、D、B12、B2，烟酸和叶酸。绿色的有机蛋类是指母鸡自由放养，并喂以不含有害化学物质、激素或抗生素的饲料。这样产下的蛋比普通鸡蛋更有营养。最近的一项调查发现，与传统鸡蛋相比，自由放养的母鸡下的蛋含3倍维生素E、2倍Ω-3脂肪酸、7倍β-胡萝卜素（维生素A的一种形式）以及平均1/3的胆固醇。

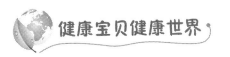

第七步 警惕食物过敏

当我小的时候，很少见到周围的孩子有严重的食物过敏现象，就算有，也是凤毛麟角。可是现在呢，过敏的孩子比比皆是，我自己的女儿就有顽固性的湿疹性的皮肤过敏，她几乎不能吃虾蟹类的海鲜，否则皮肤的湿疹就会像雨后春笋般出现。在美国，孩子们的食物过敏更加普遍，甚至各地的学校都专门划定无坚果区域，有些航空公司还用椒盐脆饼干取代了小袋的坚果。据统计，约1200万美国人患有食物过敏症，其中包括5%～7.5%的儿童；根据美国疾病预防控制中心的统计，1997年至2002年间，患有花生过敏症的5岁以下儿童人数增加了一倍。对一些人来说，过敏症意味着极端不便的生活方式，我女儿就承受着这方面的困扰；对少数极端人群来说，这种疾病可能是致命的。

任何食物都可能引起过敏性反应，但90%的食物过敏是由下列食物之一引起的：小麦、鸡蛋、牛奶、花生、坚果、大豆、鱼和贝类。过敏反应是免疫系统将某种物质误判为有害而做出的过激反应。当身体对过敏性食物"敏感"时，它会产生抗体来保护我们的身体。这些抗体又释放出许多化学物质，包括组胺类，以保护身体，但这些免疫化学物质可以损害呼吸系统、心血管系统、皮肤和胃肠道。

不幸的是，儿童食物过敏症的真正原因和机理到底是什么，这一点尚不清楚。然而，目前比较流行的一种"超净论"假设似乎可以比较合理地解释。由于抗菌肥皂等产品的经常使用，我们周边的环境变得太干净，以至于大部分情况下我们的身体根本没有接触"真正的"细菌入侵者，导致身体对一些较低威胁的"异物"反应过度，如花生。

注意观察症状 食物过敏的身体表现可能为口腔发麻、舌头和喉咙肿胀、呼吸困难、荨麻疹、呕吐、腹部绞痛、腹泻、血压下降、意识丧失等。食物过敏后，症状一般可在几分钟至两个小时内出现。如果你发现任何这些症状，打电话给医院，必要时马上去看儿科医生。医生可能会让你去验过敏原（RAST，放射性过敏原吸收试验），来找出哪种过敏原引起血液中的抗体产生。

虽然有些人对花生、鱼和贝类的过敏是终生的，但幸运的是，大多数人长大后，他们的食物过敏症也随之消失了。当然，少数人也可能变得更加严重，儿科医生有时不得不求助于抗组胺类药和肾上腺素等药物，以防止严重或致命的反应。

 数据

> 美国有310万名学龄儿童患有食物过敏症。
>
> （食物过敏和过敏症网，2007年）

了解孩子该吃什么 如果你有家族过敏史，那么在为婴儿或幼儿选择新食物时，请谨慎小心。加工类食品可能含有花生、大豆和其他过敏原，请仔细阅读标签。如果你不确定某种食品的确切成分，请打电话给制造商，确保它不含有让孩子过敏的成分，或者干脆放弃食用，不要冒险。

提醒学校和其他家长 将你孩子的过敏症告诉校长、孩子的老师、学校护士和同班同学的家长。你需要留心学校供应的零食，并准备好应急计划。

第八步 准备食物阶段有讲究

也许你可以把最健康的食物带回家，但它仍然可能携带肉眼看不见的潜在危险——细菌。这些看不见的、微小的入侵者可以使你生病。

洗手 双手是传播细菌的罪魁祸首。处理食物之前和之后，尤其是肉类和家禽，务必用肥皂和水洗手。

正确清洗食材　不要使用那些既昂贵又有害的化学清洗剂等解决方案，只要用冷水浸泡清洗水果和蔬菜就足以起到清洁的目的。要注意，即使是绿色有机食品，也可能含有少量的残留农药，原因是流动的空气中可能携带少量农药。对于硬皮的食材，可以用刷子温和刷洗；如果是叶状或软皮食材，如生菜、菠菜、西兰花、草莓等，可以浸泡一分钟后，再分开菜叶进行仔细清洗。这样，我们可以消除一些残留农药和其他的有害残留物，如大肠杆菌这种致病微生物就经常会存在于菠菜等蔬菜中。还有，有些超市精包装食材在包装前已经机器清洗，可以直接从袋子里取出并立即食用。但是，我觉得再洗一次仍然是值得推荐的预防措施。更小心一点的话，我推荐用一份白醋加四份水调和后用来浸泡、清洗，这样基本上可以除去绝大多数的有害微生物。此外，如可能的话，尽量削去果皮，丢弃叶类蔬菜的外皮。

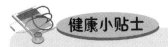

健康小贴士

减少烹饪时间

　　节省时间始终是件好事，如果同时还能节约厨房能源不是一举两得吗？在冰箱冷藏室里解冻，而不要用微波炉解冻；通过烤箱的小窗来观察，而不是频繁打开烤箱门来查看食物；多烧一些可以储存的菜肴，这样只需要在下一顿食用时重新加热一下就好。这些都是很细小的厨房小窍门，但却可以收到长期有效的改善，何乐而不为呢？

小心处理生肉　生肉可能携带沙门氏菌或大肠杆菌等致病微生物。如果你把生肉放在案板或其他表面上，务必及时清理。但正如在前面解释的那样，你不需要抗菌类的化学清洁剂。这些产品往往含有三氯生，对你和环境都有害。用普通肥皂和温水擦洗就足够了，不要把任何食物放到先前盛有生肉的盘子里——我们在烧烤时经常会犯的常见错误。处理完后，请再次洗手。

保持砧板干净　你至少需要两个砧板：一块砧板用来切肉，另一块砧板用来切蔬菜、水果等其他食材。有些人就使用木质还是塑料砧板展开争论，其实只要用温肥皂水彻底擦洗，纠结这个问题也就变得没有实际意义。

清洁海绵　海绵是细菌滋生的好地方，我们每天用海绵擦拭、清理厨房时，也会将这些细菌到处散播。为此，要经常把海绵放进微波炉内高温加热，至少一分钟，以杀死有害的微生物，或将海绵扔在洗碗机内彻底清洗。天然海绵或可生物降解的人造海绵要比合成海绵更环保。当海绵开始破碎，就干脆扔掉它。而且，不要忘记定期清洗洗碗巾和厨房抹布。

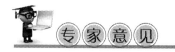

尽量让孩子和家人共同进餐

　　不知道从什么时候开始，家庭一起聚餐的传统已经在越来越多的家庭中消失。似乎每个人都有非常繁忙的日程表，孩子们也整天忙于各种课程和活动，因此也就不难理解家庭聚餐的传统的消失。然而，定期聚餐，不仅可以帮助加强家庭成员间的关系，还会为孩子们带来身体和精神上的健康。2004年，明尼苏达大学的一项研究表明，经常性的家庭聚餐和更好的营养摄入存在高度相关性。此外，家庭聚餐还可以降低不健康的体重控制行为（过度减肥和肥胖）和滥用药物的风险。2000年，哈佛大学一项研究显示，每天聚餐或几乎每天聚餐的家庭会摄入更多的重要营养素，而比很少聚餐的家庭摄入更少的脂肪。另外，家庭共同进餐还会促进孩子们的社交技巧，同时也会让进餐变得更加有趣。

　　许多家长会觉得重建家庭聚餐的习惯可能为时已晚，其实不然，只要你试试我下面推荐的一些步骤，相信孩子们会很乐意参与。

从小做起　先尝试每周安排至少一次家庭聚餐。当你实现了这一点，再尝试实现更多的家庭聚餐。

让孩子们参与准备过程　让他们帮助计划晚上的（或一周）的菜单，

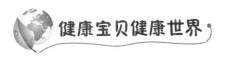

一起去商店买菜、做饭或摆餐具。

计划一个"宝贝之夜" 让孩子们选择晚饭吃什么。

安排一个有趣的餐前小仪式 我们知道很多基督徒在吃饭前会祷告，其实抛开宗教信仰不谈，这个仪式本身不是使得进餐更有趣吗？每个家庭可以设计自己的独特仪式，比如可以在饭前要求每个人都必须分享一天中的"一件好事和一件坏事"。想想你自己的仪式吧，让你的家庭聚餐更有趣也更有意义。

养成健康的饮食习惯 父母可以借聚餐的机会展示有关健康饮食的均衡组合，并且身体力行地去选择食用健康美味的各种食物（不要只是不停地唠叨来告诉孩子们应该吃哪些食物，而是父母自己去不断尝试给孩子们看）。吃饭时应该细嚼慢咽，同时展示良好的举止。

第九步 拒绝不粘锅等特氟龙炊具

就算再也煎不出像冰块一样滑溜的煎蛋，炒菜以后会有点粘锅，这些又有什么要紧的呢？这些便利与身体健康相比显得微不足道。特氟龙的不粘锅曾经在国内流行了相当长时间，直到今天还是有很多家庭的厨房使用不粘锅来烹调食物。全氟辛酸铵是一种用于生产特氟龙（聚四氟乙烯）和其他不粘表面的化学物质，现在几乎每一个美国人身上都能发现这种物质，美国环境保护署已经将之列为"可疑致癌物"。当不粘锅表面达到高温时，试验证明，涂层可能会开裂，并释放出潜在的可致癌颗粒和气体，可以引起眼睛和呼吸道损害。美国政府制定严格措施，要求杜邦等7家公司于2015年彻底停止使用全氟辛酸铵。由于美国及欧洲的禁止法规，目前此类生产和研发大部分都转移到中国及周边亚洲国家，我国在此项的立法还相对滞后，普通民众也对这种有毒物质了解甚少。

拒绝使用不粘锅等特氟龙炊具，可以选择下列替代材料的厨具：

不锈钢　不锈钢炊具质轻且加热均匀，非常适合烹饪。

阳极电镀铝　用途广泛，容易清洗，对酸性食物不会产生反应，优于普通的铝合金锅和平底锅。

镀铜　厨师们的最爱，这种锅有助于均匀烹饪。如果你的铜锅有不锈钢内胆，烹饪效果会更佳。

铸铁　非常厚，会产生最多的、最均匀分布的加热。同时，铁元素本身也是一种人体必需的重要的营养物质，现在有些家庭专门选择用铁锅来补充铁元素，也是一个不错的选择。但要注意的是，避免烹饪酸性食物，如西红柿等，除非铁锅经过特殊的表面处理。另外，为防止生锈，铁锅应经常过油，将油加热至稍微冒烟即可，记住千万不得用强效的清洁剂清洗。

搪瓷涂层　根据美国食品和药物管理局的食品安全和营养中心建议，这种材质的锅是非常安全的，也是美食家们的另一种最爱。

烘焙和烧烤食品时，同烹饪一样的规则：拒绝聚四氟乙烯，尽量选用不锈钢、铝、铜和铸铁等。此外，硅胶烘焙模具用起来也是安全的，因为硅是一种惰性物质，不会在烹饪过程中转移到食物中。

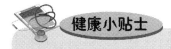

健康小贴士

尽量不要吃爆米花

　　金黄色的爆米花看着就很诱人，却有着丑陋的另一面。装爆米花的纸袋和纸桶的内衬往往含有全氟辛酸铵，和我们刚刚讲到的特氟龙（聚四氟乙烯）含有的可能致癌物是一样的。在大量实验研究中，美国食品和药物管理局发现，大量有害化学物质会从爆米花袋渗出到爆米花的油分中。虽然每一份爆米花所含的量都很小，但全氟辛酸铵不可降解，会多年残留在体内，并不断积累。下次去看电影，还是带上自己在家里准备好的零食吧，或者用你自己携带的容器来盛放这些美味的爆米花吧！

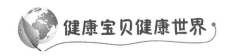

第十步 当心塑料制品

尽管我们大多数人都已经习惯使用和积攒越来越多的塑料容器，但是基于许多原因，用塑料容器存放食物都是不可取的。首先，塑料是由石油这种不可再生资源制成的，在生产过程中还会向空气和环境中释放出有害的苯、二噁英等化学物质。一旦用完，那些被丢弃在垃圾堆的塑料制品需花上千年才能降解。更让人担忧的是，那些生产塑料所用的很多有害化学物质会渗入我们的食物和水中。

塑料中有几种危险的化学物质，我要在这里特别提醒大家提高警惕，其中最主要的有两种。一种是常用于#3塑料容器的聚氯乙烯PVC，会释放出邻苯二甲酸酯（塑化剂），它是一种激素干扰物；另一种就是大家熟知的双酚A，往往存在于#7塑料制品（广泛用于婴幼儿水壶和奶瓶），同样可以模拟激素的体内作用。如果你能了解这些编号的塑料，就能对塑料制品和液体包装袋等做出更安全的选择。在大多数的水壶和容器的底部，都能发现由首尾相接的箭头构成的带有数字或字母的循环再生标志。减少对塑料的使用，明智地选择安全的塑料制品，既能减少对个人健康的危害，也能减少对全球环境的危害。

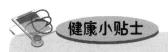
健康小贴士

按编号辨识塑料

在大多数的塑料制品，如饮料瓶、水壶和容器的底部，都能发现由首尾相接的箭头构成的带有数字或字母的循环再生标志，只要记住这些数字就可以轻松辨认哪些塑料是无害的，哪些是有害的。1、2、4、5号是相对安全的，而3、6、7号是有害的塑料。

避免使用的塑料

#3　PVC或V（聚氯乙烯）是对人类健康和环境危害最大的塑料，常用

于制作一些保鲜膜及食品、液体容器等。这种以石油为原料的塑料会释放出有害的化学物质，其中包括邻苯二甲酸酯，尤其是接触到油腻或脂肪较多的食物，或加热时，更容易释放出塑化剂等有害物质。

#6　PS（聚苯乙烯）用于制作泡沫塑料盒等容器，肉、蛋和面包托盘等，因其外形牢固，还用于制作外卖食品包装，以及一些餐具和杯子。当接触到热的或是酸性食物时，聚苯乙烯会析出苯乙烯。泡沫塑料在环境中也是不可降解的，因此在垃圾堆中占了很大比重。

#7　其他（通常是聚碳酸酯）用于制作水桶、奶瓶以及金属罐内壁等，聚碳酸酯会释放出对激素具有干扰作用的双酚A。

相对安全的塑料

#1　PETE或PET（聚对苯二甲酸乙二醇酯）用于制作大多数透明的饮料瓶以及番茄酱、沙拉酱的调味瓶。

#2　HDPE（高密度聚乙烯）常用于制作半透明的容器，用来盛放牛奶、水、果汁等；也常用于制作盛放酸乳和黄油的桶以及垃圾袋和食品杂货袋。

#4　LDPE（低密度聚乙烯）用于制作可压缩的瓶子及冷冻食品储藏袋。

#5　PP（聚丙烯）用于硬质容器中，包括奶瓶、杯子和碗等。

用玻璃容器存放食物　用中餐外卖包装盒装的剩饭剩菜会在不知不觉中吸收包装盒中的有害化学物质，玻璃器具则更安全，也更耐用，不锈钢以及陶瓷容器在存放食物方面也很安全。

不要将食物放在塑料容器内加热　这样做会使化学物质释放并转移到膳食中。同样，你也不能将牛奶或配方奶粉放在奶瓶中用微波炉加热。在加热之前，要将盘子或者碗上包着的塑料除去。用玻璃或陶瓷碗和盘来盛温热的食物及饮料等。

尽量少食用罐装食品和饮料　许多铝罐，包括盛放液态婴幼儿乳品的罐子，内壁均为聚碳酸酯塑料，而聚碳酸酯中含有双酚A。因此要选择新

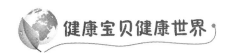
鲜食品或冷冻食品，以及粉末状的婴幼儿配方奶粉。

拒绝保鲜膜　比起保鲜膜，蜡纸和包肉纸是更好的选择，因为保鲜膜多用聚氯乙烯制成。即使使用保鲜膜，也尽量不要让它接触食物。然而，现在有一些保鲜膜是用低密度聚乙烯制成的，相比传统保鲜膜黏性更小，但是目前还不明确其中是否含有潜在的有害添加剂成分。

使用安全的水瓶　美国人每天扔掉大约3000多万个塑料瓶，其中大多数是我们常见的#1聚对苯二甲酸乙二醇酯制成的瓶子，这种材质不会直接对健康产生危害，但在加热时却会降解并释放出有害的化学物质。因此，不能将此类瓶子放在例如温度高、阳光充足的汽车里，也不能购买小商贩长期暴晒过的瓶装水。此类水瓶不能重复使用，因为塑料会污染重新装入的水。可重复利用的聚碳酸酯（#7）材料则含有双酚A，因此也不是理想的选择。2007年，加拿大最大的户外产品零售商Mountain Equipment公司召回了大多数已上架的聚碳酸酯制成的食物和饮料容器，例如常见的运动水壶等，并呼吁人们关注可能存在的健康风险。如果你喜欢自己的水壶，请务必使用天然的皂液手洗，千万不要将水壶放在洗碗机里清洗，否则塑料会很容易磨损。

真正健康的、外观又够酷的选择应该是可重复利用的、坚固的铝制或不锈钢水壶。

安全的奶瓶　2007年，美国加州的一个环保组织发布了一篇名为《有毒奶瓶》的报告，其中列举了5个最受欢迎的品牌，都是聚碳酸酯材料制成的易清洁、防碎塑料产品，而其在加热时释放出的双酚A浓度被证明足以对实验中的动物产生危害。更安全的奶瓶应该是由不透明的塑料，如聚对苯二甲酸乙二醇酯（#1）、聚醚砜（PES）、聚酰胺（PA）或是聚丙烯（#5）等材料制成的。或许你也可以尝试钢化玻璃制成的奶瓶，这种奶瓶不像普通玻璃制成的奶瓶那样易碎。此外，还应选用透明硅胶制成的奶嘴，比起黄橡胶和乳胶，这类奶嘴的材质更稳定、更安全。

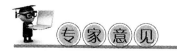

坚持母乳喂养，远离化学污染

初为人父人母，你要做的最重要的决定之一就是如何喂养你的宝宝。尽管母乳喂养越来越被医生和媒体所推荐，但仍然有大量的父母选择奶瓶喂养。还有些哺乳期的妈妈们选择使用吸奶器将母乳吸出后再用奶瓶进行喂养，这样做的确可以方便需要工作的妈妈们或者减少自然母乳喂奶的频繁和劳累。但是，越来越多关于化学污染母乳的报道也正在见诸报端，那么选择奶瓶喂奶是不是和自然母乳喂奶同样健康呢？当然不是。

其实，如何选择是显而易见的，我相信绝大多数妈妈们都同意母乳对宝宝而言是最好的食物，远远胜过任何婴儿配方奶粉，这是经过众多国内外权威机构证明的。现在有关母乳化学污染的相关数据给我们坚持自然母乳喂奶提供了又一个有力理由。

母乳不仅是食物，还是药物。母乳中富含抗体和来自母亲体内的白细胞等。宝宝通过吸收母乳，可以分享妈妈的免疫系统，进而从中受益。在母乳喂养的婴儿中，住院率和死亡率更低，也更少患上如呼吸道感染、胃肠感染、尿路感染、耳部感染以及脑膜炎等疾病；母乳喂养的婴儿更不易死于突发的婴儿猝死症；能产生更多的免疫抗体。研究不断表明，在婴儿时期接受母乳喂养的孩子患过敏症、哮喘、糖尿病、结肠炎以及风湿性关节炎的概率更低，智商更高，不易患肥胖症或癌症。

母乳喂养同样能保护妈妈的健康：生产后流血更少；在月子里失血较少，因为母乳喂养能抑制月经的到来；更年期后髋骨骨折的风险更低，患卵巢癌和乳腺癌的概率也更低。

母乳喂养还有其他一系列好处，比如母乳喂养可以单手完成，母乳易于吸收，因此较少废物产生，排泄也就更少。而且，母乳喂养宝宝的大便气味也更小，这些都是很多妈妈们熟知的事实。

更重要的是，奶瓶喂养母乳并不等同于我以上所说的母乳喂养，因为这其中的化学污染并非小事。我们前面提到的塑料奶瓶等都是潜在的污染源，而在那些选择吸奶器的妈妈们每天使用的吸奶器、塑料罐、奶瓶等都是塑料制品。母乳泵出后的保存也是一个很重要的环节，存在腐败和受污染的危险。

当然，母乳也不总是最安全的。在人类的所有食物中，母乳可能是最容易受到有机污染物污染的。母乳本身也可能携带一定浓度的有机氯污染物，比如二噁英、苯以及二氯二苯三氯乙烷等，这些有机氯污染物在母乳中的含量可能比牛奶中的含量要高出10~20倍。母乳中其他一些常见的污染物包括阻燃剂、杀虫剂、木材防腐剂、卫生间除臭剂以及干洗液等污染物。比起吃婴儿配方奶粉长大的孩子，在婴儿时期吸受污染母乳长大的孩子体内含有更多的化学污染物。当然，受污染的母乳毕竟属于少数，总体上看，母乳喂养的孩子往往更健康，而且不易患癌症。

综上所述，我建议尽可能为你的宝宝提供最好的，同时也是最安全的营养：

1. 坚持母乳喂养，母乳是不可替代的。宝宝需要母乳，依靠母乳茁壮成长。

2. 怀孕后要避免接触家装和家具中的有害化学品，这些化学物质很容易通过呼吸和皮肤接触进入母乳中。

3. 健康饮食，选择低污染的膳食。食用有机绿色食品，避免食用含大量汞和苯的鱼类。

4. 避免接触干洗时产生的有毒雾气、油漆溶剂、抛光剂、胶水以及其他建筑用化工产品。

5. 注意排毒，逐步减少母乳内累积的任何化学污染。

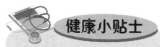

选择周边绿色农场采购食材

现在，城市周边开始出现越来越多的家庭绿色农场，这些农场坚持环保种植，不使用化肥、杀虫剂等农药，值得大力支持和推广。我们应该以实际行动来参与这项"社区支持农业"运动，通常只要1000~2000元/月（4口之家），就可以订购到高品质的、农场直运的应季果蔬，其中大多数是有机果蔬，通常都是每周送货。一般夏天的时候还会随即赠送一些应季的水果。听起来很美味吧？如果你知道自己帮忙支持了一个当地的农场，那么这些果蔬的味道会不会更甜美呢？还不止如此，你还可以带孩子周末去农场参观，甚至参与农业劳动，孩子们都很喜欢这样亲密接触大自然的方式。你只需花上和超市里一样的价钱，或者更少的价钱就可以得到更优质的农产品，何乐而不为呢？如果每周的支出让你吃不消，也可以找个朋友和你分担成本，我在上海的周边就参观了好几个这样的家庭农场。

当然你也可以自己种植。只需要一个容器、太阳以及悉心的照料，就可以种植有机番茄、豆子或者药草等。想了解更多关于如何种植自己想吃的作物，甚至是在城市中的窗台上种植这些作物，可以上网查询这方面的信息，也有很多销售种子、工具的网上商店供你选择。

第二章

健康食品

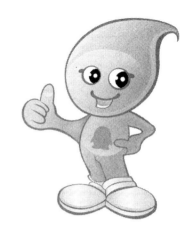

第三章

安全用水

　　水是生命之源，是我们每个人赖以生存的根本。现实生活里，我们最关心的莫过于那些最自然、最基本的东西，比如我们每天喝的水和呼吸的空气。而孩子们在日常生活中受到的影响会比我们这些成年人大得多，比方说，宝宝在6个月以前的饮水量就体重而言，要比成人多得多。所以，孩子们对有害化学元素的摄取量就会远远高于成人，同时如果考虑孩子的体重只有成人的几分之一，实际上孩子们受到的危害是令人担忧的。

　　即使是我们当中的乐观主义者，也会对如何保护地球的水资源感到无助，因为大量的燃煤电厂和化工厂不断地排出大量有毒的废物和化学物质，持续污染着我们的水资源和空气。我们很清楚自己所处环境的糟糕程度，却不知道我们完全可以依靠自己的力量来改善我们所处的水环境，尤其是饮用水安全。我们大多数人并不清楚家里的饮用水质并不像我们想象的那么纯净。

　　其实，保证水质有时甚至比保证干净的食品更难。当然，有很多测试可以检测各种元素，但大量化学物质的检测成本却高到难以实行。市场上有许多的水处理设备可供选择，但在采取措施之前你要先了解自己家里有哪些污染物和具体的污染问题。

不过，虽然所有人必须弄清楚适合自己的解决方案，但有些解决方案确实适合所有人。下面，我们列举改善家庭水质的简单易行的一些步骤供大家参考。

第一步 正确用水

每天早上第一次打开水龙头时，试着让水龙头中的水放一分钟，以便冲洗管道。因为经过一夜的时间，尤其是在一些老房子里，铅就可以从管道渗入水中。铅的毒性对孩子是较大的，而且与智商下降及精神障碍有关。如果打开龙头放水违背你作为环保主义者的节约用水原则，那你可以买一个便宜的滤水器，然后忽略这一建议。

大多数家庭都装有热水器，冷热水管也是分开的，但要注意的是，许多污染物更容易渗入热水中，所以使用冷水烹饪和饮用相对而言更安全。另外，热水器或锅炉中往往有沉积物和污染物，高温也为生物和化学污染物的滋生提供了完美条件。

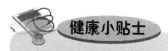

健康小贴士

开水比冷水更干净吗？

常识告诉我们，沸水可以杀死细菌，这就是为什么我们有时用沸水来消毒。但是，使用反复煮沸水的同时，蒸发可能会增加水中铅及其他重金属的浓度。相对而言，使用家用水处理系统，如超滤水和RO反渗透水都是可以直接饮用的冷水，不需要烧沸后再饮用。

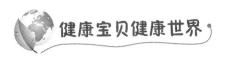

第二步 检测水质

　　水有助于保持我们体内的生态系统，维持细胞生存，促进大脑健康和活动以及所有其他的人类功能。我们都知道，美国的供水系统是世界上最安全的供水系统之一，在美国自来水龙头流出的水就可以达到直接饮用的标准，而我国的自来水还做不到这一点。在我国，河流、湖泊中的大量污染物和泥沙等，由市政污水处理厂进行过滤处理。一些化学元素如氯被添加到水中，用来杀死水源性传染病的细菌。然而，这些经过过滤和氯气杀菌后的家庭和市民饮用水可能并不如我们想象的那般纯净。比方说，关于氯气的坏消息是，它会和存在于水中的有机物质反应，生成化学副产物——三卤甲烷，这是一种有害的致癌物质。

　　为了解决饮水安全问题，国家环保局已对公共饮用水（不是私人水井）设立了污染程度标准，当地水厂和自来水公司必须每年提供饮用水的质量报告，报告中会列出水中有害化学物质和寄生虫的含量，政府部门也会严格监控水的整个处理过程。

　　为了安心，你也可以考虑检测家里的水质，因为不同家庭的一些元素含量可能存在显著差异，例如铅的浓度。有些人可能觉得水质的检测太专业，其实不然，DIY的家庭水质检测简单、快速又便宜。

　　自己动手　简单易用又可靠的水质检测套装，价格大概120元左右，在网上或有些专业的五金商店就可以购买到。有了它，你就可以快速测试水中的细菌、铅、部分农药、氯、pH值和硬度等。大多数污染物测试结果在十几分钟内就可以得到，而细菌的结果需要两天（有关其他测试选项的更多信息，请自行上网查询）。如果自测结果超出政府标准，请拨打当地自来水公司热线电话寻求进一步处置方案。

　　聘请专业的第三方检测服务　如果你想完全放心，可以要求专业实验室来检测你家的水质，当然成本会增加。如需国家认证的可提供专业水质检测的实验室名单，请上网查询。

农村井水检测 环保部门建议，农村地区水井应该每年进行水质监测，特别是水中的硝酸盐和大肠菌群（来自于动物粪便或泄漏的化粪池）。做好预防措施，防止任何可能污染井水的情况，避免在水井附近储存机油、油漆、肥料及农药等。如附近有加油站、化工厂或农场，请注意地下水污染（如果你住在农场或者附近有农场，每年请检测两次，监测农药施用时期的峰值水平）。再次强调，你可以自己测试，或聘请有国家认证的实验室或其他合格的专业人员。如果你发现污染物高于标准水平，请通知当地卫生机构，同时有必要去医院进行相关的身体检查以确认污染物是否对健康造成潜在危害。在我国农村地区，水源污染的情况远比城市更加严重，且大多数农村人口对水质健康的知识也相对匮乏。

 数据

在260多种常见的水质污染物中，超过一半以上没有相关的法规和安全标准。

（美国环境工作组，2005年）

第三步 合理选择水处理设备

水质检测之后，你将有机会选择更好的水处理办法，现在的过滤设备可以去除自来水中绝大多数有害的杂质。如果你的检测结果超出了特定污染物的标准，强烈建议你安装家用水处理系统将这些污染物过滤掉。如果检测结果是正常的，但你为了确保水质安全，还是可以使用过滤器进行水质净化，反正多过滤一次也没坏处。关于各种水处理装置，有许多类型的过滤器可供选择，建议可以先与精通水处理技术的专业人士沟通或网上查阅专业资料来了解相关专业知识和具体选型问题。

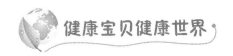

活性炭过滤器（水罐或容器） Brita品牌水杯过滤器是市面上比较普遍的家用过滤器，它以活性炭（椰子壳为原料）作为吸附介质，可以过滤掉水中大部分氯、沉积物和有机化工污染物等。这是一种简单、廉价的水过滤装置，在美国市场上不到20美元，国内要200多元，仅此一项就可以大大提高水质。但是，它无法去除农药、微生物和大多数重金属。

水龙头过滤器 这些过滤装置可以方便地安装在水龙头上，通常也使用碳吸附法。这些装置通常在浴室、厨房的水龙头上使用，缺点是体积小，流量也小，不能胜任大水量的处理需求。

厨房台面（台上/台下）型净水装置 此装置通过膜来过滤水，水中的大部分污染物都可以被过滤掉。这些装置通常用RO反渗透的方法过滤水，它可以处理更大容量的水，并且可以配合热水器使用。相比活性炭过滤器，这种过滤器能除去更多的污染物，但也更昂贵（在美国市场上，售价从300美元至3000美元不等，国内也有类似装置售卖，但其中的塑料材质、滤芯和过滤膜质量都让人担忧）。另外，这种类型的水处理装置通常需要专业人员上门安装。需要特别指出的是，RO反渗透水是经过超级过滤的水，也就是说水中的很多有益身体健康的矿物质也被过滤掉了，因此这些超级干净的水未必适合长期饮用。在我国，有明确法规不建议给未成年人长期饮用反渗透水。相比之下，建议家中有孩子的父母选择超滤（滤膜孔径大于RO膜）装置，这样可以在保留有益的矿物质的同时净化有害的污染物。

中央水处理系统 对于那些追求极致的专业人士或那些特别关注水健康的人来说，这是最高端的水处理系统，需要安装在进入屋内的进水总管处。这不仅仅需要设计一个或两个水龙头，整个房屋里所有的水都将被过滤，中央的意思也就是说只需要安装一个总的过滤装置。中央水处理系统也是最昂贵的（在美国市场上，至少也要1500美元，国内安装此类中央净水装置的家庭还不多），并且需要专业公司来安装。

蒸馏器 这个相对低端的技术可以方便地通过加热的方式去除水中的

矿物质以及重金属、硝酸盐、细菌和病毒等，同时软化水质。但它无法去除农药、三卤甲烷。它需要花时间把水烧开，而且需要定期进行清理。当然，它的优势是便宜，在美国大约只要250美元左右。

水软化装置　现在越来越多的家庭安装软水处理装置，顾名思义即降低水硬度的设备，主要去除水中的钙、镁离子，通俗地说就是降低水的硬度，活化水质，防垢除垢。缺点是软水只适用于家用洗涤，不适合作为饮用水。

如需了解更多推荐水处理装置和品牌等信息，请参阅专业网站或查询专业书籍。最后提醒你，无论选择哪种水处理系统，都需要定期维护。否则，过滤装置本身就可能出现滋生细菌或污染物堆积的风险。

第四步 抵制桶装水和瓶装水

在短时间内，蓬勃发展的瓶装水产业已经成为一个巨大的环境噩梦：每天有1.37亿个石油基塑料瓶被堆放在垃圾填埋场，它们至少需要一千年来分解，更别提把这么大量的水运送到各个地方，有些甚至是国际物流用来运水到很多本地就完全可以正常饮水的地区（著名的依云矿泉水要从法国空运到世界各地，真有这个必要吗？）。单从健康的角度来看，饮用瓶装水也未必能为身体提供一种更高质量的水，有时可能会更糟。在美国一项为期4年的研究中，美国自然资源保护委员会发现，测试的103瓶瓶装水中，有1/3的质量比公共自来水实际上更低，原因是瓶装水不必遵循与自来水相同的频繁检测细菌和化学污染物的标准。当然，很多人会说国内的情况可不一样，因为美国的自来水和中国的标准完全没有可比性，但我要说的是，即便在国内目前这种严峻的水污染情况下，你还是可以通过安装家用水处理装置来改善家用自来水的质量的。一个还不为人知的事实是，很多桶装水的真实质量的确还不如我们家里水龙头流出来的自来水，甚至

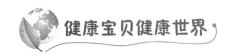
有些品牌的桶装水的质量也是差强人意，只是我们大多数消费者因为缺乏专业的认知而只能一厢情愿地选择单方面的盲目信任而已。近期，新闻曝光的若干知名公司的食品安全问题正是这一事实的有力反映。

还有一件事：有没有想过为什么瓶装水有保质期？这不是因为水会变质，是因为随着时间的推移，塑料会降解，而化学物质会释放到水中。例如，聚碳酸酯塑料＃7通常是桶装水水桶和水瓶（以及透明的塑料奶瓶）的原料，合成聚碳酸酯的单体成分，我们俗称双酚A，被认为是一种激素干扰物，可能会析出并进入饮用水中再被人饮用，特别是在炎热或老化的情况下，析出这些物质的概率和数量会大大增加。想象一下，如果将一瓶瓶装水留在车里，被太阳烘烤后，就不可能再继续饮用；也不要重复使用这些塑料瓶，因为塑料多次使用会释放更多有毒化学物质，同时这些一次性塑料瓶也很容易破损。

通过塑料瓶上的编号去寻找更安全的水瓶：＃1，＃2，＃4和＃5（使它成为一个口诀：1-2-4-5，1-2-4-5，……）。记住，＃1号塑料瓶是最好的，它比其他种类的塑料更易于回收或再利用，生产过程中会排放更少的废物，并且留下较少的固体废物。

当然，我们都喜欢瓶装水的便携性，但同环保和健康相比，还是建议寻找更好的便携水。我本人每天早上上班前，都会从家里的过滤自来水接满两个不锈钢水壶放在车上，这样足够我喝上一天的了。我还发现很多出租车司机都有随身携带保温杯的习惯，当然很多是为了省钱，但的确既环保又健康。

第五步 节约用水 杜绝浪费

水资源似乎如此丰富，我们往往会使用比实际需要更多的水。但是，表面现象往往是具有误导性的，实际上全球的水资源是极其宝贵的，以至于我们从来都没有关注过。如果4千克的水代表了地球上所有的水，那么淡水只有约半杯，而可供我们饮用的只有一滴，其余都被冻结成冰或位于地下深处。美国地质调查局称，世界上的水只有少于0.3%可用于饮用、洗涤、洗漱和人类的其他用途，所以我们应该保护水资源。我不经常洗车，也很少洗长时间的热水澡，当然这并不意味着我无时无刻不在有效利用这一宝贵资源。但无论我们个人的用水习惯如何，总有很多生活的细节值得关注和改善来节约用水和杜绝浪费。

让我们从身边的小事做起，告别一些浪费的陋习吧：刷牙时关闭水龙头，浇灌草坪时节约用水，能淋浴就不泡澡，不要频繁洗车等。

以下是一些鲜为人知但有效的节约用水措施。

安装节水龙头、低流量淋浴喷头和节水马桶　适当减少水龙头、淋浴头和马桶的流量是家庭节约用水的最有效方法。安装一个更低流量的水龙头，一个每分钟出水量4千克的龙头完全可以满足我们日常生活的需要。这是个很简单的数学题，使用每分钟4千克或6千克的低流量水龙头取代常规的每分钟15千克到20千克的龙头，就可以节约超过一半的水，而且完全满足你的生活需要。同样，小水箱容量的马桶也更省水，用6升的马桶取代18升的抽水马桶，将使室内总用水量降低20%。你可以自行安装这些节水龙头和花洒等，花费也不贵，当然你如果能在装修房屋时就一次性安装好全套的节水龙头和马桶就更好了。你还可以选择感应式水龙头，它可以在你不使用龙头的时候自动关闭开关，以保证节水。

在清晨或晚上浇灌花园和庭院　因为这些时候气温较低，蒸发较少，更多的水能够有效进入土壤中。

 数据小常识

一次常规的浴缸洗浴用水量是一次5分钟淋浴（使用常规花洒）用水量的4倍。

（美国环保局，2007年）

使用洗衣机、洗碗机的"节能"功能，将洗碗机、洗衣机设置为"轻柔洗" 这些节能保护模式会使用更少的水，且运行的时间也更短。当然，如果衣物或盘子真的很脏，还是建议你改为更强力的设置，毕竟你不希望再洗一遍。

保持制冷 如果你喜欢饮用冷水，可以在冰箱里放一个水罐，这样就不需要浪费电能制备大量的冰块了。

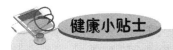 健康小贴士

绿色洗车

美国有一个妈妈，因为她的孩子对化学品过敏而创办了一家致力于开发绿色环保洗车产品的公司——Green Earth Water-Less Car Wash。"绿色地球节水洗车"（greenearthcarwash.com）销售一种天然植物成分的有效、简单易用的洗车液，每次使用可以节省数百千克水。它可降解，不含香料、染料、挥发性有机化合物等，由有机椰子皂液制成。

 数据

关于中国水的话题，最近同济大学陶涛教授发表在NATURE杂志一篇题为"中国饮用水安全现状与可持续发展"的文章引起了广泛关注，现摘录如下：

本文于2014年7月发表在NATURE杂志上，影响颇为深远。

饮用水安全是中国的当务之急，在水质较差的地区会带来健康和社会问题。在中国，每年有1.9亿人患病、6万人死于水污染引起的疾病（比如肝癌和胃癌），大约有3亿人面临饮用水短缺。在2009年一项全国范围内的评估中，受调查的4000个城市水处理厂里有四分之一不符合质量控制要求，这引发了公众对于健康影响的担忧。

中国政府正在实施一个花费4100亿元（660亿美元）的五年计划：到2015年，向所有城镇和城市居民（大约占全国人口的54%）提供安全饮用水。此计划的重点是修建新的水厂和管网系统，以及更新改造92300千米的主要管道和水处理厂，达到发达国家标准。

但是，这种关注基础设施建设的方法，并不适合中国，至少到2050年，中国仍将是发展中国家。城市扩张的速度会超过公共水系统改进的速度，并且处理被污染的水会需要大量的能源、昂贵的技术和化学品。相反，关注清洁水源和再生水应该是更加有效的方法。第一要务是清除江水和湖水中的工业和农业污染物，并且要从一开始就防止它们进入水体。使用成本稍低的技术，比如水龙头上面的净化器，就足以向大多数中国人口提供清洁的饮用水了，饮用水只占了中国水总消耗量的几个百分点。稍低品质的水则可以满足洗衣、洗澡和厨房用水的需求。

2012年，中国颁布标准，所有城市的自来水应该满足106项饮用水安全指标，该标准与世界卫生组织的标准基本相符。除了加快基础设施建设改造及标准更新外，中国政府已经把饮用水安全列入13个主要科技重大专项中，这些项目还包括探月和载人航天计划项目。为了研究重点河流流域和湖泊的饮用水问题，中国政府已经花费了数十亿元资金。但是至今，能够达到期望标准的城市还是很有限。

中国水资源的问题是一个关于供和求的问题。供水面临挑战，因为几乎一半的水源都被污染了。水井和含水层都被化肥农药的残留物和重金属（比如采矿、石油化工工业、生活和工业垃圾中的锰）污染了。在2011年的全国评估中，包括北京、上海和广州的9个省、自治区和直辖市的800多口监测井中超过四分之三（76.8%）不符合地下水饮用水水源标准。

由于迅速的经济增长和城市化，水的需求量也成为另一个挑战。中国每年平均缺乏400亿吨的水。2011年，665个城市用水量共440亿吨水，平均每个城市使用6600万吨水。到2020年，当中国的城市人口比例达到60%时，城市的需水量可能达到580亿吨。

但是仔细看一下这些水是如何被利用的，问题就变得容易处理了。几乎三分之二的城市用水被用于工业、农业和建筑业。剩下的三分之一为居民生活用水（2011年，3.65亿人用了153亿吨水）。其中，洗衣、洗澡和洗餐具用水占得最多（加在一起超过80%），烹饪用水和饮用水只略超过2%。换句话说，大多数居民的生活用水不需要达到饮用水水质标准。

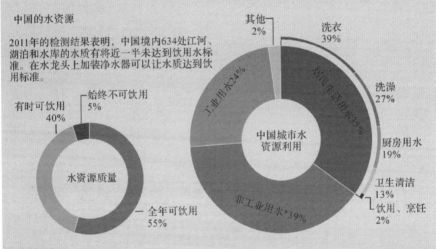

中国的水资源

2011年的检测结果表明，中国境内634处江河、湖泊和水库的水质有将近一半未达到饮用水标准。在水龙头上加装净水器可以让水质达到饮用标准。

有时可饮用 40%
始终不可饮用 5%

水资源质量

全年可饮用 55%

其他 2%
洗衣 39%
洗澡 27%
厨房用水 19%
卫生清洁 13%
饮用、烹饪 2%

工业用水24%
居民生活用水35%

中国城市水资源利用

非工业用水*39%

*包括服务业、建筑业、农业和生态用水

中国水资源质量和城市水资源利用状况

一个像中国这么大的发展中国家，如果令其用水标准达到发达国家的标准，将会需要更强的水处理。这会带来一些环境问题。比如，在江苏省，如果采用"臭氧活性炭"深度处理工艺处理省内四分之一供水（每天530万吨）时，2012年该省由于饮用水处理而产生的二氧化碳排放增加28%。中国需要低成本、高效能及尽量少用化学品的水处理方法。

即便水龙头里的水可以直接饮用了，也会有很少人不去烧开水——这是在中国一个普遍存在的习惯。煮沸会杀死或降低水媒病原体的活性，包括像隐孢子虫一类的对化学消毒有抵抗力的原生动物，以及像轮状病毒和诺瓦克病毒一类太小而无法被过滤除去的病毒。即便水是浑浊的，煮沸也可以消除微生物、苯和氯仿一类的易挥发性有机化合物。在此背景下，提高饮用水质量的净化系统是一个不错的选择。在肯尼亚、玻利维亚和赞比亚，净水器的使用已经减少了30%~40%的腹泻病。使用这些设备的中国家庭少于5%，尽管其单位成本只有大约1500~2000元。

中国的水净化工业每年增长大约40%——购买饮水器和桶装水的人越来越少。但不完整的售后服务导致保养不当，过滤器盒不及时更换会滋生微生物。由像非食物级别塑料那样的有毒物质组成的过滤器是无效的。

在中国，处理过的灰水（洗浴废水）和黑水（来自厕所的废水）被越来越多地应用于工业和灌溉。同样，对于新建小区采用中水回用也是未来可持续供水的方式之一，但是由于安装必要管道的高成本和对管道的破坏对于已建成小区来说是不实际的。

让饮用水安全保障惠及所有人

通过在所有家庭中使用成本低廉的、低碳的水净化器，中国可以避免导致发达国家浪费饮用水的"技术锁定"（作者注："技术锁定"是指为了使龙头水达到直饮标准，发达国家的做法就是加强处理工艺和管网的改造，这种技术可以达到目标，但实际上我们也浪费了很多优质的水，如冲厕、清洗等用高标准的水），跨越到一个可持续的供水模式。从长远来看，水源的改善将会确保大多数人喝上安全的饮用水。

当地和国家监管供水和水源污染的机构应该在职能上进行整

合，并创建一个统一协调的机构来管理它们——目前这些是被住房和城乡建设部、水利部、环保部分开管理的。此外，还要加强对净水器的监管和执行标准。按比例放大这些技术需要投资和因素测试，包括生产和安装启用、定价、补贴和小额信贷的费用。

环境、水质与健康

接下来，我们来了解一下环境、水质与健康这个话题，从而更好地保护环境、保护我们的健康。

2006年7月，遵义磷肥厂发生两起工业废水管道泄漏，导致酸性废水直接排入洛江河引起大量死鱼事件。环保部门应急监测结果发现泄漏废水的pH值、总磷、氟化物均超标，其中氟化物超标10.9倍，造成部分河段重度污染，直接导致遵义60万市民的饮水安全受到威胁。水污染会导致生态破坏，也会直接影响我们的饮水安全。我们每天饮用大量的水，因为水是人体的重要组成部分，水中也含有大量对人体有益的元素和营养。可是，如果水受到污染后，就不是提供人体营养，而是造成损害，成了"毒液"。

饮水思源，我们的饮用水主要来自地表水和地下水，地表水主要是河流和湖泊，南北分布不均，季节性也较强，而且易受到环境影响。地下水又称潜水，悬浮杂质少，不容易受到污染，但由于地下水的局限性，一旦受到污染也很难治理。目前，我国的水污染情况非常严重。污染按来源可分为自然污染和人为污染，我们这里更关心的是人为污染问题，比如生活废水和工业污染源。生活污水中含磷、氮、硫，含有大量的合成洗涤剂，并含有多种微生物，如细菌、病毒等；工业废水的成分则非常复杂，污染物浓度高、毒性强，净化处理也相对困难。

水污染物主要分为物理污染物、化学污染物和生物污染物，其中化学污染造成的危害越来越严重。大量含氮、磷的物质造成湖泊水体的富营养化而产生越来越多的赤潮，还有目前对人体危害严重的环境激素等。

酚类化合物 一种典型的内分泌干扰物，在工业中广泛应用于洗涤剂、乳化剂、润滑剂、橡胶抗氧化剂、纺织助剂及农用化学品。据估计，大约60%的酚类化合物经污水处理厂或化粪池进入水体。

酞酸酯类化合物 一类人工合成的环境激素类持久性有机污染物。我国优先控制的环境污染物名单有：邻苯二甲酸二丁酯（DBP）、邻苯二甲酸二甲酯（DMP）和邻苯二甲酸二辛酯（DOP）。

外源性人体激素 主要来源于农业化肥，富含雌酮、雌二醇、乙炔基雌二醇、雌三醇等。

重金属 如汞、镉、铅等，通过干扰蛋白质合成，破坏机体内重要酶类活性，对神经、生殖、内分泌等造成损害。

有机氯农药类污染物 有机氯农药结构稳定，难分解，难氧化，毒性大，极易在环境中积累，通过食物链富集，干扰生物体的内分泌系统，如六六六（HCH）和滴滴涕（DDT）。

国家对饮用水的安全非常重视，制定了多个法律和规定，如《中华人民共和国水法》、《中华人民共和国水污染防治法》、《地表水环境质量标准》、《生活饮用水水源水质标准》、《生活饮用水卫生标准》、《城市供水水质标准》等。

其中，《中华人民共和国水污染防治法》明确了规定水源保护的具体措施：

第五十八条 禁止在饮用水水源一级保护区内新建、改建、扩建与供水设施和保护水源无关的建设项目；已建成的与供水设施和保护水源无关的建设项目，由县级以上人民政府责令拆除或关闭。

第五十九条 禁止在饮用水水源二级保护区内新建、改建、扩建与供水设施和保护水源无关的建设项目；已建成的排放污染物的建设项目，由县级以上人民政府责令拆除或关闭。

第六十条 禁止在饮用水水源准保护区内新建、扩建对水体严重污染的建设项目；改建建设项目，不得增加排污量。

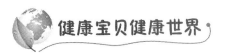

评价饮用水的指标通常有如下几方面：

物理指标　水温、外观（包括漂浮物）、颜色、气味、浊度、透明度、固体含量（又称残渣）、矿化度、电导率和氧化还原电位等。

化学指标　一般化学性指标和毒理学指标，如pH值、无机盐、COD、汞、镉、铅、锌、砷等。

生物指标　大肠菌群数、细菌总数、病毒、游离余氯。

放射性指标　总 α 放射性、总 β 放射性。

饮水与健康密切相关，主要的饮水型疾病分为介水传染病、化学性污染类疾病和生物地球化学地方病3种。

介水传染病　主要由细菌（伤寒杆菌、霍乱弧菌、痢疾杆菌等）、病毒（甲型肝炎、脊髓灰质炎病毒等）和原虫（贾第氏虫、血吸虫等）引起。

化学性污染类疾病　主要是由于人为排放引起，如镉中毒（骨痛病）、汞中毒、砷中毒、氰化物急性中毒等，有机物污染则会导致肝癌、胃癌、食管癌和皮肤癌的高发。

生物地球化学地方病　主要是由于生物污染导致，或者水中缺乏某种物质造成的，比如说心血管疾病的集中高发与水中缺少钙、镁、锌等微量元素有关；氟中毒与水中氟含量过高有关，但氟含量过低则会导致龋齿，所以很多地方的孩子龋齿发病率高。

其中，环境激素的危害越来越引起人们的重视，因为其极易在水体中汇集，对水生生物造成危害。当环境激素进入人体时，会让人体内的内分泌系统误认为是天然荷尔蒙，造成人的正常激素调节失常，表现在发育障碍、生殖异常、畸胎率增加、母乳减少、男性精子数下降、精神异常等多方面。

近年来，我国癌症的发病率持续增加，其中很重要的一个原因就是饮用水污染。根据《市场报》的报道，河南省西平县吕店乡从十几年前开始，洪村铺等8个坐落于红河畔的村庄逐渐被癌症的阴影所笼罩。一条红河流出8个癌症村。全国肿瘤登记中心发布的《2012中国肿瘤登记年报》披露，全国肿瘤发病率为每10万人285.91人，每年新发肿瘤病例312万人，平均每天8550人，每分钟有6人被诊断为恶性肿瘤。全国每年死亡肿瘤患者270万人，死亡率为每10万人180.54人。这些触目惊心的数据直接指向各种环境致癌物，国际癌症研究机构（IARC）对化学致癌物分为4类，水中的这些污染物近年来不断累积，导致水中污染物与癌症发病率呈正相关。

因此，保护环境、改善水质才能降低癌症发病率。近年来，国家在环境治理和水质治理方面加大投入，在"十一五"和"十二五"规划中都提出水污染治理举措。如江苏海门农村肝癌死亡率从1989年的70.37/10万下降到2009年的49.43/10万，就是因为改水工程的实施。还有广西扶绥县自1974年起，开始肝癌的防治研究。针对肝癌高发的主要危险因素——黄曲霉毒素、乙肝病毒和饮水污染的研究结果，陆续开展了"减少黄曲霉素摄入量和改善饮用水"的肝癌综合预防。从1982年开始实施系统改水工程，发病率从改水前的78.52/10万下降至改水后的48.26/10万。

水环境的治理主要有以下4个主要措施：

1. 改换水源。将污染的地表水水源改为无污染的地下水，如江苏启东肝癌高发区。

2. 污染治理。制定流域水污染治理规划，从点源和面源两方面综合治理污染水体。

3. 安全供水。严格把住供水环节，将安全优质的水供给居民。

4. 提高身体素质。改变不良的生活习惯和饮食习惯，提高生活水平和身体素质。

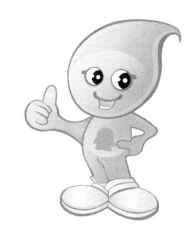

第四章

自由呼吸

现代科技改变了我们的生活环境，人们越来越多地工作和生活在密闭的室内环境里，里面配备功能强大的空调和高能效的中央供热系统，将噪音、灰尘和恶劣天气完全隔绝在钢筋混凝土和双层玻璃以外。试想我们现代人的一天，真的可以完全不暴露在室外吗？早上起床后，我们可以从我们的房子里坐电梯直达地下车库，然后开车到公司楼下的车库，下班后又从公司的地下车库直接钻进密闭的车厢回到家。这些场面让我们不禁觉得自己就像生活在地下的老鼠。这些高科技的密封结构会有助于保温、减少燃料消耗，但它们的缺陷是会使污染颗粒、过敏原和有害化学物质内部反复循环。这几乎就像一些可怕的恐怖电影中的主人公关上门对抗外星人入侵，却发现它们已经在家里。

既然我们大部分的时间都是待在室内，那么美国环境保护署将室内空气质量认定为影响公众的五大环境健康风险之一就一点也不意外。当我们年轻的时候，身边很少看到患有哮喘的孩子。可是现在，医院里塞满了过敏导致哮喘的孩子，我自己的女儿就有严重的由于过敏导致的皮肤湿疹，而我的儿子就正在经历着环境引发的哮喘。自1985年以来，美国儿童哮喘的比例增加了一倍多，并仍在不断增加。在我国，情况更糟糕。1990年，我国0～14岁儿童中哮喘平均患病率为1.08%；2000年这个数字增加到1.97%；2010年在全国第三次40万名儿童中进行的调查显示，儿童哮喘患病率达3.01%。可以看出，20年间，患病率上升近2倍。

即使你的家保持非常洁净，仍然无法保证严重的空气污染，之前的章节中我们也讨论了许多。例如，清洁剂、洗涤剂、合成香料、油漆、地毯和家具中含有的大量有害化学品污染物，还有大量可吸入颗粒物，包括霉菌、细菌、螨虫、花粉和其他生物污染物，及烟雾（香烟、壁炉和蜡烛等）。虽然室外空气污染是我们无法直接控制的，但家里面的空气还是有办法改善的，安全的室内空气质量让你和家人可以一起自由深呼吸。

第一步 从源头上战胜过敏和哮喘

过敏缘于不同的因素，包括遗传和导致过敏的过敏原环境暴露。免疫系统的职责是像小区的保安识别外来的潜在危险入侵者，一旦发现并识别入侵的细菌和病毒，便会拉起警报并试图排除它们。但在过敏的情况下，我们的免疫系统可能对良性的、没有危险的东西反应过度，如花粉等并不会像病毒一样威胁我们的健康，但是过敏人群的免疫系统依然启动，并通过气喘、打喷嚏和流泪等方式企图赶走这些入侵者，但这些不必要的身体反应对过敏患者本身造成极大的困扰（根据美国过敏科学院关于哮喘和免疫学的调查统计研究，过敏性鼻炎或花粉症直接导致的学生旷课课时高达每年200万天）。

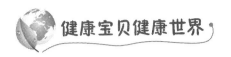

美国有650万名哮喘病儿童，中国哮喘患者近2000万名。

（美国疾病控制和预防中心，2005年）

对一些易感人群而言，过敏反应可能会是相当严重的，会引起急性哮喘，甚至过敏性休克。虽然遗传是很多哮喘患者的病因，但环境因素越来越成为罪魁祸首。

空气中漂浮着数百种不同的过敏原，我们可以有效地在家中控制的就是那些"生物类过敏原"，也就是说，那些与我们朝夕相处、共生共存的微生物及其衍生物，包括霉菌、细菌、皮屑、尘螨和蟑螂粪便等。如何减少家人对这些过敏原的接触呢？

消灭尘螨　螨虫是很小的，它们的粪便更小。然而，这些小东西足以成为易感儿童的过敏原。根据美国国家科学院的报告，尘螨引起哮喘易感儿童的数量逐年增长。螨虫依靠吃脱落的细胞死皮生存，所以它们往往在卧室和起居室茁壮成长。它们还喜欢潮湿。有几个方法可以控制螨虫：用尘螨无法穿越的床单被套套住床垫和枕头；避免使用羽绒靠枕和枕头；用热水（55℃）清洗床上用品；床单、枕套等用烘干机彻底烘干。如果你能放弃使用一些地毯和窗帘，那就更好，因为孩子会在上面打滚或把脸放上去。如果不能，务必经常使用具有HEPA高效过滤网的真空吸尘器彻底清洁。

注意保持有水环境的卫生　蟑螂的尸体和排泄物都是最常见的过敏原，而我们每天的餐后垃圾，如食物碎屑和残渣等正是蟑螂赖以生存的食物来源。为此，要切断蟑螂的食物来源，就要餐后彻底清扫厨房，清洁台面，并密封保存剩余食物。另外，不要让水残留在水槽内。脏衣服堆是螨虫和霉菌的避风港，而旧报纸堆就成了蟑螂的乐园（如需了解更多的害虫防治知识，请自行上网搜索相关内容）。

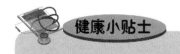

雾霾警报

很多人不知道一天中雾霾通常在下午3~6点最严重。不巧的是，这正是很多孩子放学后在户外玩耍的时间。医生建议，哮喘和过敏儿童应当避免在炎热和雾霾的天气从事户外活动。如需了解空气质量状况，建议上网查询或下载手机天气预报软件，这样可以时时关注空气质量，以便决定是否该让孩子们出去玩。

保持干燥　如果环境湿度低于50%，霉菌和尘螨就不能生长。除湿机和空调能够改善那些一贯潮湿的地方。尽量保持30%～50%之间的湿度水平，可以用商店买来的湿度计自行测量。修理好漏水的水管；密封地下室的地板和墙壁裂缝；洗澡和烹调时，也应该打开门窗通风。

尽量减少宠物毛发和皮屑　家里养宠物的都有关于脱毛和皮屑的困扰，虽然我不能简单地建议你摆脱这些宠物，但在某些情况下这是非常必要的，比如孕产妇和过敏儿童。如果宠物是你不可或缺的家庭成员，就必须保持卫生，经常清洗，特别注意不要让宠物们的皮肤变干，使用一些天然成分、环保安全的润肤产品帮助保湿，可以改善脱毛和脱屑的产生。另外，改善宠物的饮食也助于使你的宠物的皮肤保持最佳状态。对于猫咪，要通过各种手段使猫咪经常离开卧室，并且尽量不要在室内大小便；为猫咪选购那些不会渗漏皮屑的床垫和枕头；经常更换或清洗它们的床和餐具等物品；用纱布等过滤材料覆盖空调进风口，并且控制风量大小，防止把这些动物过敏原吹得满房子里都是。如果你的地毯不可机洗，也要定期把它们拿到室外暴晒或放入干燥器里，彻底清除内藏的灰尘和皮屑等。

定期更换/清洗过滤网　空调、吸尘器和空气净化器等设备的滤网会收集灰尘和霉菌，应定期更换（频率取决于类型和型号）。

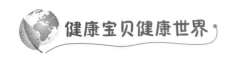

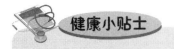

杜绝吸烟！

香烟烟雾中有4000多种甚至更多的有害化学物质。研究表明，二手烟会增加儿童患耳部和呼吸道感染、哮喘、癌症和婴儿猝死综合征的风险。如果你的家人在家吸烟，或者公共场合有人在你旁边吸烟，你都应该毫不犹豫地（友善地）让他到其他地方去吸烟。

开窗通风　再强调一次，许多20年前或更早建造的房子通常通风都不是很好，很容易堆积空气污染物和湿气。除此之外，还有许多有害化学气体滞留在房间里，如香水、空气清新剂、地毯等都会散发有害气体，造成呼吸道的风险。所以，每天至少打开窗户5分钟，越久越好，即使在冬天只要开一条缝，流通的空气就能让室内污染物排出。在炎热、潮湿的日子，则可以关窗并用空调保持通风。

第二步　掌握有关挥发性有机物的基本知识

在环境科学方面的字母缩写中，VOC（挥发性有机化合物）是特别被重视的，这是因为VOC是最常见的室内空气污染物，它存在于每一个家庭。挥发性有机化合物是很多物质的混合物，其在室温下蒸发，通过呼吸进入我们的鼻子和身体里。它们并不都是有害的，也有许多VOC在自然界中产生。例如，树木和奶牛也会释放VOC，但大多数的VOC是由清洁类日化用品、农药、复合木材、建材、家具、化妆品、塑料、空气清新剂和燃料等产生，其中最被广泛了解和常见的挥发性有机化合物是甲醛和苯，这些有毒化学物质可以在很短的接触时间内使你的眼睛和喉咙感到不适并受到伤害，甚至使易感人群哮喘发作。从长期来看，可能会导致更严重的健康问题，包括癌症。

那么，日常生活中我们怎么知道有害VOC的存在呢？有时候，这是很容易察觉的。想想新地毯或新挂的塑料浴帘的气味，这些就是我们经常接触到的可吸入挥发性有机化合物的气味。此外，还有一些无味的，我们则不太容易觉察。我们不太可能完全知道家里的空气中都含有哪些复杂的化学物质，因为其特殊的成分取决于我们家里具体的情况，每家都不一样。

那么，到底有没有方法来消除所有这些有毒气体和难闻的气味呢？

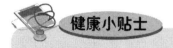
健康小贴士

定期清理空调

无论家里的空调是什么样的，都要经常更换过滤网，以防止霉菌、灰尘和颗粒的堆积。另外，定期清洗滤网和管道（清洗频率取决于机型）还可以提高系统的能耗效率，并延长使用寿命。

室外通风　如果我们能买到的一切都是绿色有机产品，那就太好了，如羊毛地毯、竹地板、实木家具等。但如果你买的不是有机产品，而是那些生产过程中添加人工合成物质，如塑料、泡沫或色素等，那么建议你务必把新购的物品放置在室外一段时间后再使用。特别是儿童用品，如你订购了一个新的汽车安全座椅，一定记得先把包装打开，并把它放在户外两天让有害挥发物散发掉（泡沫里面很可能有阻燃剂，而塑料由乙烯基化工原料制成）。如你选购地毯，建议你要求商店或制造商在仓库就打开包装晾一段时间，使其在交货前将有机挥发物充分散发干净。还有干洗的衣服，拿回家后应该把塑料护罩取下挂在室外通风环境下使其中的干洗剂充分挥发掉。还有一个常识就是，新衣服在穿前最好先进行水洗，床上用品和窗帘也一样，因为这些纺织品在制造过程中会添加整理剂等有害的化学物质。

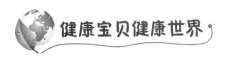

 数据

　　用传统油漆粉刷后的房屋室内空气质量比室外空气糟糕1000倍。（美国环境保护署，2007年）

　　避免几个主要污染诱因　现在，你已经了解了一些合成材料的家居物品的健康危害，相信将来会更谨慎地购买这些物品，尤其是孩子的房间和活动室更应该尽量选购那些天然的、健康的产品。其实，做起来也并不复杂，只要尽量避免几个比较主要的污染源就好，比如，逐步开始使用有机床垫；使用低VOC的环保水性油漆；使用帆布或有机棉材质的浴帘，而不是塑料的。

　　以下是一些含有高浓度挥发性有机化合物的家居产品的清单，供你参考。

　　当你采购清单中的物品时，要格外小心，尽量避免自己买到那些有害健康的产品，须详细了解以下每一项，请你到具体的章节去回顾书中的内容。

- 清洁产品
- 地毯、窗帘、泡沫填充家具和床垫
- 油漆、清漆和涂料
- 刨花板等再生木材
- 干洗衣物
- 塑胶玩具
- 空气清新剂和除臭剂
- 乙烯地板和壁纸
- 个人香水
- 传统床垫

第三步 安装空气监测仪

很多隐匿的室内空气污染物是无色无味的。你如何知道室内空气是否被污染了呢？答案是：你可以对室内空气进行专业检测。这个专业的检测不一定需要专业的人员使用专业仪器，其实只要安装一个廉价的监测器就足以让你安心，而且一旦发现某些有害气体含量的异常，就会及时报警，防止危及我们的健康，甚至是生命。

氡气 自然界产生的这种无味的放射性气体存在于土壤中，并有可能通过混凝土细微裂缝渗透到家中，最有可能有这种气体的地方就是地下室，所以那些住一楼和地下室的人们要格外留心这种有害气体。氡也是导致肺癌的第二大原因。在自己家自行测试氡的含量很简单，在网上或试剂商店买个试剂盒也就是几十块钱，测试也只需要几分钟，几天后就会有结果。或者，也可以聘请专业氡气检测服务，请自行上网搜索室内空气检测服务，咨询并购买你需要的检测服务选项。

一氧化碳 几乎任何燃料不充分燃烧时都会产生CO，例如天然气、燃油、煤油、木材、煤炭、木炭等，当它们燃烧时，一氧化碳会迅速地积累在室内，引起头痛和头晕，浓度大时甚至可以在数分钟内致命。当CO（可能是炉子、燃气灶或车库）达到危险临界水平，安装在家里的监测器会发声报警，并自动启动通风装置。这种装置目前多数由煤气公司强制为每个燃气用户安装，当然不是免费的。

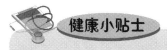
健康小贴士

哮喘人群应远离燃气灶

燃气灶燃烧时会释放二氧化氮，该污染物会刺激呼吸道。如果家中有哮喘的孩子，在使用烤箱或燃气灶时，就尽量不要让他待在厨房。其实，使用燃气灶时，不管家里是否有哮喘人群，都应该打开窗口或排气扇通风。

烟雾 显然你已经意识到了这一点，国内家庭安装烟雾报警器的不多，远不及国外的普及程度。实际上，感烟探测器的价格比较适中，应该安装在卧室、地下室以及厨房等。在美国很多地方，这是法律所强制规定的，而且大多数保险公司还为安装了烟雾探测器和灭火器的火灾保险用户提供优惠折扣。在我国，旅馆、商场、饭店等公共场所有明确法规规定安装烟雾报警器，可是在家庭用户中普及率很低。

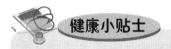

健康小贴士

柴火也可以更清洁

很多农村地区仍通过燃烧木材获取热量，其实选择干净清洁的柴火也很有讲究。为了改善空气污染，提高燃烧效率，尽量燃烧那些干硬、结实的木材。

干燥 木材需要足够干燥，通常放置在户外干燥至少几个月以后再燃烧，会比木材还是绿色时（颜色，而不是概念）燃烧更充分，也更清洁。

坚硬 落叶乔木，落叶树往往比针叶树更硬，常绿的木材往往是软的。硬木，例如橡木、枫木、胡桃木、苹果树等，燃烧值会更高，燃烧时间也更长，而且比软木，像松树、云杉等更清洁。

实木 千万不要焚烧那些人工合成的木材，如刨花板或胶合板等，因为它们含有有毒的化学物质，例如防腐剂和黏合剂中存在甲醛和砷。此外，还要避免在火炉或壁炉里烧塑料、报纸和杂志等，虽然你可以用报纸来引火，但大量燃烧这些印刷品也会释放有毒气体。

炉子尽量填满 火不仅烧得旺，而且要减少打开炉门的次数，从而减少黑烟进入室内的机会。

定期清理烟囱 每年清扫一次烟囱，建议清除积聚在烟囱内衬上的黑色烟灰，这些烟灰会阻碍烟雾的排放，增加火灾的危险。

石棉　一种矿物纤维，类似于玻璃纤维。石棉被用于数以千计的建材产品当中，包括保温材料、防水材料、外墙挂板、胶地板和其他建筑材料。在20世纪七八十年代，石棉还在被广泛应用，直到被发现其纤维会产生与呼吸系统相关的健康危害而逐渐被淘汰。如果你怀疑家里还可能隐藏石棉材料，例如1930年到1980年之间的老房子，也不要惊慌，石棉经常被其他材料隔离的，其释放到空气中的概率并不大。如果含有石棉的建材仍然存在于稳定的条件下，那么最好的办法就是不要动它。不过，如果你想联系合格的专业人员和机构进行检测或施工拆除，请自行查询相关信息。

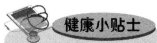

健康小贴士

空气净化器真的有用吗?

空气过滤器和净化器在家庭中确实体现出对哮喘和过敏症患者的重要性。美国环境保护署研究证实，空气过滤器通过适当的通风和过滤功能，确实可以改善并保持健康的室内空气。

高效HEPA过滤器可以过滤细小的灰尘、花粉和宠物皮屑等微小颗粒物，活性炭基的过滤器又可以同时吸附并去除异味、VOC、有害化学品和烟雾等污染物。但通常这些空气净化器只能净化一个密闭的房间，而无法净化整个房子的空气。

你还可以看到很多电子空气净化器的广告，主要分真空吸附和臭氧两种，电子吸附式的原理是利用带电电荷可以吸附空气中的粒子到收集板上，而臭氧发生器是利用电压制造一个"负离子发生器"，其目的都是吸附并减少空气中污染物的含量。但是，目前还没有足够证据证明其有效性，有些甚至可能存在健康危险，因为已经发现臭氧发生器会产生副产物，使空气更加污染，而且臭氧本身也是有毒的。

第四步 自然的方式净化空气

　　每家都有不同的气味，这一点相信你是有经验的，当你每次拜访朋友或亲戚的家，一进门你就会首先闻到房间的气味。这种每家独特的"味道"里混杂着厨房、家具、建材、宠物，甚至人体的气味，所有这些气味结合在一起形成的味道就像独特的鸡尾酒，形成独特的"家的味道"。所以，首先你需要采取一些本章前面提到的措施，包括保持通风、减少霉变和除湿、晾干成堆的湿衣服、使用无毒无味的天然清洁用品、拒绝使用合成类空气清新剂等，这样才能让你的房子闻起来不那么刺鼻，让人更舒服。

　　你也可能会使用空气清新剂、香薰蜡烛或熏香等去除房间异味，但是这些人造香料是由多种化学品合成的，其中一些会引发呼吸道疾病，还有一些甚至可能会引起更严重的健康问题。同时，喷洒式的气雾剂和空气清新剂很容易导致室内的人吸入这些极其微小的液滴。所以，建议最好还是不要使用这些人工合成的气味剂来遮盖你的房间异味，而是使用更天然、更自然的方法，比如可以考虑种植室内绿色植物、开窗通风、养鲜花，或者使用真正的天然成分的无毒无味的空气净化液等。

　　阅读标签辨别成分　对于有香味的产品，挑选那些含有天然成分或不含人工香料的清洁剂和空气清新剂。但是，请注意区别无味和无香料，"不含香料"和"无香料添加"通常是指的确不含人工香料，而"无味"则有可能还是使用人工合成的香料，来遮盖原有异味，并产生一个较为中性的味道。

　　空气清新剂有时甚至会添加麻痹嗅觉的化学物质，让你产生"闻"到清新空气的错觉。

　　另外，美国自然资源保护委员会的研究发现，在14种常用的空气清新剂中，其中12种被发现含有干扰荷尔蒙的邻苯二甲酸盐，其中一些还被标记为"全天然"或"无添加"。美国市场尚且如此，国内的情况更是不容乐观。

蜡烛　从情调氛围来看，蜡烛能让房间显得更温暖，但对于孩子们的健康却是糟糕的。第一，很多蜡烛的金属芯含有铅。这些蜡烛现在已经禁止在美国销售，但我国并没有相关规定，而且很多进口蜡烛也可能含有铅。为此，点燃蜡烛前，先分开灯芯，看看里面是否有金属芯，如果灯芯能在白纸上擦出灰色，它里面很可能含有铅。

此外，香薰蜡烛对呼吸道有刺激作用。香味蜡烛燃烧的时候，比那些无味蜡烛释放更多的化学物质（如甲醛、苯等）和烟尘。你可以尝试使用大豆和蜂蜡原料制作的天然蜡烛，尤其是那些只使用纯植物精油的蜡烛，它们燃烧起来更清洁、更健康。

绿色植物净化室内空气　室内植物不仅释放氧气，还能净化室内空气中的有害化学物质。由美国国家航空航天局（NASA）进行的一项研究表明，一些盆栽植物可以降低空气中的常见污染物的浓度。此外，它们能在少量阳光照射下蓬勃生长，很容易养。

NASA已经根据植物去除化学物质、抵抗昆虫的能力以及养护的难易程度进行了综合打分，确定了23种净化室内空气效果最佳的植物。

虎尾兰：天然的清道夫，可以清除空气中的有害物质。

芦荟：可以美容，净化空气，常绿芦荟有一定的吸收异味作用，作用时间较长。

垂叶榕：叶片与根部能吸收二甲苯、甲苯、三氯乙烯、苯和甲醛，并将其分解为无毒物质。

米兰：天然的清道夫，可以清除空气中的有害物质。淡淡的清香，雅气十足。

千年木：叶片与根部能吸收二甲苯、甲苯、三氯乙烯、苯和甲醛，并将其分解为无毒物质。

龟背竹：是天然的清道夫，可以清除空气中的有害物质。

绿萝：这种生物中的高效空气净化器原产于墨西哥高原。由于它能同时净化空气中的苯、三氯乙烯和甲醛，因此非常适合摆放在新装修好的居室中。

金心吊兰：可以清除空气中的有害物质，净化空气。

金琥：昼夜吸收二氧化碳，释放氧气，且易成活。

绿叶吊兰：不择土壤，对光线要求不严，有极强的吸收有毒气体的功能，有绿色净化器之美称。

巴西铁：巴西铁又称香龙血树，可以清除空气中的有害物质。

散尾葵：它绿色的棕榈叶对二甲苯和甲醛有十分有效的净化作用。

桂花：可以清除空气中的有害物质，产生的挥发性油类具有显著的杀菌作用。

发财树：释放氧气，吸收二氧化碳，适宜于温暖湿润及通风良好的环境，喜阳也耐阴，管理养护方便。

巴西龙骨：昼夜吸收二氧化碳，释放氧气，且易成活。

常春藤：能有效抵制尼古丁中的致癌物质。通过叶片上的微小气孔，吸收有害物质，并将之转化为无害的糖与氨基酸。

白掌：抑制人体呼出的废气，如氨气和丙酮。它同时也可以过滤空气中的苯、三氯乙烯和甲醛。它的高蒸发速度可以防止鼻黏膜干燥，使患病的可能性大大降低。

银皇后：它以独特的空气净化能力著称，空气中污染物的浓度越高，它越能发挥其净化能力，因此它非常适合通风条件不佳的阴暗房间。

铁线蕨：每小时能吸收大约20微克的甲醛，因此被认为是最有效的生物净化器。成天与油漆、涂料打交道者，或者身边有喜好吸烟的人，应该在工作场所放至少一盆蕨类植物。另外，它还可以抑制电脑显示器和打印机中释放的二甲苯和甲苯。

鸭脚木：给吸烟家庭带来新鲜的空气。叶片可以从烟雾弥漫的空气中吸收尼古丁和其他有害物质，并通过光合作用将之转换为无害的植物自有的物质。另外，它每小时能吸收甲醛约9毫克。

非洲茉莉：产生的挥发性油类具有显著的杀菌作用。可使人放松，有利于睡眠，还能提高工作效率。

黄金葛：黄金葛可以在其他室内植物无法适应的环境里生存。通过类似光合作用的过程，它可以把织物、墙面和烟雾中释放的有毒物质分解为植物自有的物质。

滴水观音：有清除空气灰尘的功效。

美国国家航空航天局的建议：一个1800平方英尺（约167平方米）的房子，放置15～18盆植物可以起到满意的空气净化效果。请注意的是，如果误食了这些室内植物，可能会中毒，所以要格外注意家中的孩子和宠物。因此，在你选择上述植物时，务必再次向专业人员咨询，他们可以建议你选择一些无毒的植物。

老式的除臭方法　有些物质可以吸收异味，这就是我小时候时常看到不懂化学知识的奶奶仍然可以轻松地让她的房子气味清新的原因。对于厨房里的气味，可以放一些咖啡渣在厨房的柜台上；垃圾桶或冰箱里，可以尝试用小苏打；储藏室或垃圾桶也可以放一小片柠檬。这些都很简单，却非常有效。

 DIY

自己动手制作自然的空气清新剂

　　超市里的各种空气清新剂含有大量有害化学成分，往往只是用人工的香味来掩盖异味，会造成空气的二次污染。这里我教大家一个更自然的方式自制空气清新喷雾剂来消除居家异味。

　　原理很简单，小苏打可以吸收异味，而醋可以除臭，也就是分解异味源。配方如下：

　　1茶匙小苏打

　　1茶匙醋或柠檬汁

　　2杯热水

将所有原料放入一个喷雾瓶混合就制成最天然的空气净化喷雾剂，就可以用来去除空气中大多数的异味。

如果你不仅是想去除异味，还想让家里的空气更清新、更有味道，可以试试下面的方法：

10滴你喜爱的精油*

7汤匙水

放入喷壶中，摇匀，喷洒。

*如果想要使人平静温和的味道，可以试试薰衣草；如果想要清新自然的味道，试试橙、柠檬；厨房和卫生间可以用柠檬。

注意：精油的气味很好闻，所以孩子们可能想要尝尝味道，因此要小心，避免被误食。有些精油会刺激口腔和肺部，有些甚至是有毒的。

第五步 车内空气污染不容忽视

现代都市人花大量时间开车上下班、接送孩子、旅行等，车已经成为我们的第二个家。但汽车里的空气怎么样呢？答案是很糟糕。特别是新车，内饰看起来精美无比，可是气味却相当浓烈。车内污染已经成为一个不容忽视的问题，这里有一些方法可以有效降低车内空气污染。

车行缓慢时，稍微开窗 保持新鲜的空气流入，可降低车内的一氧化碳积聚。当然，如果隔壁车道的汽车或巴士正在汹涌地排出尾气，并进入你的车内，最好还是关闭窗户和天窗。

新车通风 刚出厂的新车内各种塑料件、内饰件、地毯和其他合成材料释放出的挥发性化学物质要在几个月或几年之后才会完全挥发完毕，所以在这段时间里尽可能让窗户开着，无论在驾驶，还是停车时。如果能减少使用空调就更好了。

不要让发动机废气排入驾驶室　很多人不知道汽车保养时，应该要求每年检查车内是否会漏入尾气。特别是北方地区大雪过后启动汽车前，先要检查排气管是否有积雪堵塞等。

车内安装一氧化碳探测器　这将确保气体不会累积到危险的程度，造成潜在危险。

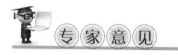

潜伏在我们身边的危险弹药库：储藏室和车库

这次的专家意见我想来谈谈你家的储藏室和车库，那里储存着各种你想要孩子们远离的化学品和其他有害物品（这也是为什么我们把有些东西藏在那里的原因）。比如开罐的油漆、袋装的化肥、用剩下的燃油、车用的润滑油等，所有这些东西都散发出明显的气味，尤其在天气变热或较潮湿的时候。

为此，要确保储藏室和车库内的有害成分不会进入房间，可以考虑安装一个排风扇或通风口，让储藏室或车库透气。最后，尽量定期清理保存在储藏室和车库里的那些罪魁祸首，很多东西其实你可能很久或者永远都不会再需要了。

第四章　自由呼吸

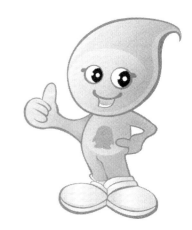

第五章

绿色清洁
——安全环境　绿色清洁

　　我们在家里的水槽下放了很多清洁产品，然后开始到处喷啊、擦啊来试图清洁房间的每个角落。特别是那些有洁癖的家庭主妇们，追求完全洁净的家庭环境可谓一丝不苟。但是，你有没有想过这些清洁剂本身真的"干净"吗？或者说安全吗？如果你使用的清洁剂本身就含有有毒有害的化学成分，那么你是永远也无法达到真正干净的效果的。可是，令人惊讶的是大部分的家庭主妇们并不知道这一点，她们在大型超市的货架上肆无忌惮地把各种清洗产品扔进她们的购物车，根本不在意那设计精美的瓶瓶罐罐里装的到底是什么。有一次，我去女儿的外婆家里，看到她正在用她所钟情的某知名品牌洗洁精洗碗。我问她，您用了差不多十几年这个品牌的洗洁精，您知道这里面主要是什么成分吗？外婆看看我说，她从来没有考虑过这个问题，还反问我："这有什么关系吗？"哈哈！对啊，我真的不认为全中国有几个人会真的想过这个问题，又真的有几个人会关注这个问题，去刨根问底地弄清楚这些在我们日常生活中平常得不能再平常的物品是不是安全？！

数据

> 在美国，平均每个家庭日常使用63种不同的含有害成分的日化产品，相当于约38升的危险化学品。
>
> （美国消费产品安全委员会，2004）

石化产物通常用于衣物洗涤剂、家具上光剂、地板蜡、玻璃喷雾剂、餐具洗涤剂和洁厕剂等，这些石化成分对人体的健康往往是有害的，特别是这些化学品的毒性在我们的体内累积以后，对人们身体健康造成的危害更大。有些产品的标签上标明了"警告"或"有毒"，表明了直接的危险，我们就应该避免儿童接触到这些危险品。但是，大多数的标签会隐瞒很多危险的信息，因为这些厂家不希望让我们知道这些真相。比如说，众所周知的很多刺激呼吸道的有害挥发物、致癌物质、荷尔蒙干扰素以及慢性神经毒素等。厂家以保密配方为由，隐藏了这些有害成分或者避而不谈有些成分的毒性或副作用，因为没有法律规定生产商必须公示这些信息。几年前发生在国内的三聚氰胺事件就充分说明法规监管的缺失，对人们健康造成了巨大的伤害。早期很多研究就表明，传统家用清洁剂会引发儿童哮喘。更可怕的是，当这些化学物质被排出、经下水道流出后，会严重污染河流和湖泊，造成水污染的同时还会危及野生动物的生存。清洁剂的最主要成分为表面活性剂，目前市面上绝大多数产品来源于石油基的表面活性剂，这些石化产品不可自然降解，会造成长期甚至永久性的水体污染。

使用无毒无害的天然成分的清洗剂是保持家庭健康环境的重要一步，而且很容易做到。其实，近来很多厂家开始陆续推出天然植物成分的、安全环保的清洁剂，你只需要在超市选购的时候留意一下标签的成分说明即可。当然，你也可以为了地球母亲而自己动手制作，只需使用寻常的家用物质即可，例如小苏打、醋和柠檬。现在，越来越多的家庭主妇们开始在家里自己手工制作肥皂、洗面奶和护肤水等，既放心，又省钱。当然，还有更简单可行的环保清洗方式，那就是干脆减少清洁的次数。现在越来越多的宾馆也在提倡绿色清洁，鼓励客人重复使用床单、毛巾等用品，从而减轻清洁负担，节省资源，保护环境。

这里，我同样提出几个简单可行的步骤来具体实施我们的绿色清洁计划。

第一步　家装走极简风格

近年流行的极简家居设计风格不仅给人以禅意空间，更重要的是它的科学性，大大减少了细菌滋生的表面。当然，我并不是要对那些喜欢把各种物件堆满所有房间的家庭指指点点，但当你花一两天时间认真打扫家庭卫生时，你会被那些平时忽略的布满灰尘的角落所震惊。常识告诉我们，灰尘是滋生尘螨的温床，还有污渍、动物毛发和其他颗粒物，会导致过敏和哮喘，而且，还会滋生霉菌。简洁的家居环境意味着死角更少，积尘越少，清洁剂使用也就越少，同时清洁的时间和精力也就越少。如果你对此缺乏一些策略，试试以下方法吧！

制定家庭整洁政策　强化日常的废物处理决策，考虑清楚哪些东西可以留在家里和哪些东西应该及时处理，然后坚持贯彻执行，同时对家中的杂物进行分类整理。例如，垃圾信件、废弃的报纸、小摆设、零食、玩具包装、购物袋、儿童手工作品，你不值得为了保存这些可能永远也不会再用到的东西而把家里弄得乱七八糟的。在每个房间放一个垃圾桶，然后敦促家庭成员随手整理。每天留出清理时间，播放好听的音乐，设置15分钟的计时器，和孩子一起进行一场清理比赛，清洁的同时更是让孩子养成整洁的生活习惯。留在房间里的物品要进行科学分类，用过的东西要放回原处。持之以恒，你的家将大不一样哦！

逐个房间进行整理　这比随意整理要好得多。

处理那些陈旧的物品　相信你听过储物癖这个词，它是用来形容那些喜欢收集和保留任何的物件，从来舍不得丢掉任何东西，哪怕一辈子都不会再次用到的东西的人。这样的人很多，特别是家里的老人，有的时候你很难分辨节俭和储物癖之间的区别。尽量处理掉那些陈旧的物件。比如说一盏两年都没有用过的台灯，即使它是你的祖母留下来的，除非它的历史已经使它成为价值连城的文物，否则你还是应该把它当垃圾处理掉，我想她也不会从坟墓中跳出来批评你不够节俭。

转售，捐赠，回收　当然，处理的方式有很多，你不必一味地把它们都扔进垃圾桶。你可以在一些二手物品交易网站上发布信息，比方说赶集网、58同城等都是比较常用的信息发布平台。我就在赶集网买过二手自行车，非常好的经历。你也可以捐赠给慈善机构，最近很多上海的小区都放置了二手物品回收箱，你家中的旧物又多了个选择。总之，简单的原则就是：旧的不去，新的不来。

第二步　改变你的化学品消费习惯

其实，改用石化成分低的清洁剂是很容易做到的事情，难就难在打破你心里对那些化学品的依赖。比方说，那些能让地板亮得发光的地板蜡，闻起来气味特别浓郁的衣服柔顺剂，还有那去油能力超强的洗洁精、洁厕剂等。喜爱这些都是很容易理解的人之常情。但只要你了解这些化学品对家人健康的危害，了解得越多，你就会自然而然地主动远离它们，并最终转变成一个忠实的绿色清洁用品的拥护者和消费者。

以下是传统的清洁产品中含有的一些常见的有害化学成分：

· **氨**　卫生间和厨房清洁剂的常用成分之一，可以去除污垢，并杀死微生物。它也是一种挥发性有机化合物，通过呼吸，会传送到你的鼻子，导致呼吸系统问题，甚至可能造成严重健康损害。

- **氯**　多数漂白剂产品中含有氯，可与某些物质发生化学反应，转化为高度危险化学品。它是家用化学品中的头号毒源。

- **磷酸盐**　含磷洗衣粉的成分之一，是一种螯合剂和水软化剂，可以提高清洁效果。但磷污染水源后会对鱼和淡水系统造成破坏性影响，造成江河、湖泊的富营养化。好消息是，无磷洗衣粉正在代替传统的含磷配方产品，但有些清洁剂里仍能被发现含有磷酸盐。

- **碱**　用于下水道和烤箱清洁剂、洗衣液、泳池清洗剂、金属抛光剂和肥皂等，如氢氧化钠。这些碱液具有强大的去油、去污能力，能发挥很好的清洁作用。不幸的是，它会刺激皮肤和眼睛，也会腐蚀呼吸道。

　　以上只是简单罗列少数几个常见的活性成分，通常还有很多其他用于增强洗涤效果的化学助剂，称为"惰性成分"，辅助活性成分发挥作用。这些所谓的惰性成分按法规无须在标签上注明，厂家的借口是商业秘密、专利配方，总之就是不告诉你。

　　即使标签上标注了苹果或柠檬香味，你也不知道到底这些香味的背后是什么成分，也无法保证这些香味来自天然成分，还是化工合成。人工合成香料就像数百种化学品调成的鸡尾酒，它们是过敏反应和呼吸困难的常见过敏原。所以说，选择没有这些香味的产品往往对你和孩子的肺是有益的。

知识

什么是挥发性有机物（VOC）？

挥发性有机化学物质以碳为基础，容易在空气中蒸发，这种现象被称为"废气排放"。不要让"有机"一词愚弄了你。挥发性有机化合物废气主要来自合成材料，像塑料、聚氨酯、涂料、油漆和清洁产品。你闻到什么东西的时候，无论是香气（例如清洁剂中的松树气味）还是腐臭味（例如氨），它很有可能是挥发性有机化合物。不是所有的有机物都是有害的，但有些确实会对神经和器官造成损伤，有的甚至可以导致癌症。最近澳大利亚的科学研究表明，挥发性有机化合物暴露在家里的现状越严重，哮喘的发病率越高。

好消息是，所有这些传统的含有毒有害成分的日化产品都能在一些专业的超市或家居用品店找到天然成分的、更安全的替代品。例如，除了氯或氨，绿色产品的活性成分可能是过氧化氢或天然皂液。通常，我建议你可以从你最经常使用的日化产品开始，例如洗洁精、洗衣粉等。或者，你也可以先从化学危害最为严重的清洁产品，即那些必须避免使用的有害清洁剂下手，如强力油烟机清洁剂、漂白粉、洁厕灵等。

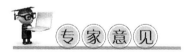 专 家 意 见

绿色清洁工具箱

为了环保，也为了健康，每个家庭都应该更新绿色清洁的理念，摒弃以往错误的对有害化学品的依赖。我们要避免或者尽量减少对一次性纸巾和厨房纸的用量，转而尝试可重复使用的清洁工具。其实，这些既环保又好用的清洁工具都是在你自己身边很容易找到的，我们的父母和祖父母一代的人并不需要如今贴满花花绿绿标签的清洁剂也同样能把家里打扫得干干净净。

 87

擦布　家里的旧衣服可以通过制成布条成为擦布而获得新生，尤其是吸水性好的棉麻布料。将这些布条再分成几块，用于不同的清洁区域和任务，干湿分开，定期清洗。现在，我看到很多餐厅的客人在用餐后把使用过的湿巾带回家中继续使用，我的岳母就有这样的好习惯，赞一个。

纳米纤维毛巾及纳米海绵　一种用纳米技术生产的毛巾和海绵，可以在不使用任何清洁剂的情况下，利用超细的纤维清除灰尘和污垢，并且清洗起来也很方便。

海绵　选择那些纤维素材质的海绵，因为它是可生物降解的。海绵本身很容易藏污纳垢，难于清洁，所以用几个星期后就开始有难闻的味道了，这时可以用洗洁精漂洗，再放在微波炉内加热消毒。如果不经常清洗和消毒，那就干脆定期换新的吧。如果不经常清洗或更换，会很容易滋生细菌，影响健康。

扫帚和簸箕　喜欢老式手持式的真空吸尘器的父母们应该考虑更换除尘工具了，这些老式吸尘器虽然可以快速处理比如满地的面包渣，但是却会把家里地板的灰尘弄得到处飞扬，导致空气污染。还是使用天然材料的扫帚和簸箕吧，可以用好几年。

抹布　湿抹布可以选用纤维海绵材料的，干抹布可以用超细纤维的。不要再使用一次性湿巾和厨房纸，那些实在是太浪费了，价格又很贵，更重要的是里面还含有很多不利于健康的化学物质。如果你一定要使用这些湿巾和餐巾纸，那么请至少考虑换成未经漂白的材料制成的纸张，并尽量选择那些经无氯（PCF）处理的再生纸（PCW）。

桶　家里应该准备一到两个桶，用完后及时冲洗，以免出现一圈圈的脏水渍。

硬毛刷　洗刷浴室瓷砖和浴缸表面的必备工具，用清水刷就好，不需要用太多的清洁剂。

喷雾瓶　如果你想自己动手制作或调配清洁剂，那些带有刻度的喷雾瓶对你来说应该很有用。除此之外，你还需要量杯、勺子和带盖子的玻璃瓶。

旧牙刷　洗刷小的污渍或难以够到的地方的污渍很有用。

HEPA高效过滤吸尘器　清洁地毯和家具的最佳工具。高效微粒空气（HEPA）过滤器几乎可以过滤掉所有的微小颗粒，而这些小颗粒是常规的吸尘器的滤网无能为力的。

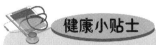

健康小贴士

杜绝压缩气体罐喷雾产品

购买和使用那些手动泵头喷雾的清洁剂，避免那些压力罐形式的产品，因为这样产生的细小水雾更容易被吸入体内，而且这些压力罐中预先填充的压缩气体往往也并不安全。

当你挑选真正的绿色清洗产品时，要小心鉴别，不要被那些打着"绿色清洗"头衔的、滥竽充数的产品所欺骗。真正的"天然"和"环保"应该是由特定成分支持的，比如"不含有机溶剂""无磷""不含石化溶剂、染料、香料和酸"或者"7天内生物降解"（所有的物质最终将生物降解，可生物降解并不能说明其环保）。另外，你还可以购买大包装的清洁剂，减少包装废物。

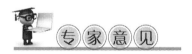

专家意见

正确处理掉那些我们不再继续使用的有毒有害清洁剂

如果你家里的厨房、卫生间里已经充斥这些传统的装化学品的瓶瓶罐罐，而你又已开始决心转换为无毒绿色的清洁剂来保护家人的健康和减少对环境的影响，那么我来告诉你如何正确处理掉这些现有的有毒物质。实际上，一些产品，包括含氨与漂白剂成分的清洁产品以及玻璃和瓷砖清洗剂等，直接倒进下水道一般是安全的，但一定要注意分开倒掉，然后用大量的水冲洗（请千万不要把漂白剂和含氨洁厕剂一起倒入马桶或下水道，

因为它会产生有毒的氯气）。当然，如果你还舍不得直接扔掉这些你花钱
买来的产品，你还是可以继续把它们用掉，下次不再继续购买就是。但
是，务必记住用大量清水漂洗这些化学清洁剂清洁过的表面，以便在清洁
的同时减少有害化学成分的残留。

第三步　自己动手配制绿色环保清洁剂

我们也记不清这些化学品是从什么时候开始慢慢占据我们的厨房和卫
生间的，西方的化学技术革命应该是在二战后开始的，大量的化工技术迅
速推出各种眼花缭乱的化工产品。作为一个典型的"70后"，我记得小的时
候干净整洁的厨房是家庭主妇的骄傲，我的母亲和奶奶都会用那些再普通
不过但却相对安全的清洁用品。用小苏打擦洗顽固的污垢、用醋来消毒、
用天然的香皂洗脸和洗澡、用橘子皮除味、用双氧水和盐来漂白和杀菌，
这些当年司空见惯的绿色环保的清洁方式才是我们应该大力推崇的，这种
传统的回归绝不是历史的倒退，而是健康和环保理念的回归。所以说，自己
配制的独家清洁秘方实际上非常简单，更别提它们有多便宜了。实际上，
现在有越来越多的家庭主妇们已经开始自己动手，我身边的很多朋友都经
常分享她们的杰作，从手工皂到清洁剂、化妆品，应有尽有。

家庭绿色清洁三剑客：小苏打、肥皂、醋。

这3种成分构成很多自制清洁剂的基础，可单独使用或与其他天然成
分混合在一起使用。

小苏打　用途非常广，可以软化水质、中和矿物质、协助皂液更好地
清洁（这两种物质常常混合在一起）。小苏打还可以吸收异味，也可以研
磨去除水槽和浴缸的顽固污渍，它几乎可以清除任何表面上的污垢。如果
用厨房海绵蘸一点小苏打，可以清除厨房台面的大多数污渍。洗涤碱、硼
砂都和小苏打有着类似的矿物成分，但其效果更强。

肥皂　肥皂可以通过溶解油脂，清除表面污垢。尽量选择天然植物油皂，如橄榄油或甘油原料。

醋　超市里很容易买到的白醋是最好用、最安全的消毒杀菌剂，可以有效杀死霉菌和细菌，对于清洗水池和卫生间是很有效的。白醋也是很有效的除味剂，可以快速去除家中的各种腐败物、宠物粪便、下水道和马桶异味等，而且它不会像那些市售的空气清新剂那样带来浓烈的人工香味，造成空气的二次污染，因为白醋的酸味会在干燥后完全消失，非常环保健康。白醋也是很好的玻璃清洁剂，以1:2稀释醋与水的比例装入喷瓶，可以清洁玻璃。

当然，我们还可以配合其他天然安全的清洁成分，如双氧水（过氧化氢），一种天然的漂白剂和抗菌剂，是厨房和浴室天然清洁剂的活性成分；柠檬汁，一种强效的酸性清洁剂，清除矿物质浮渣和油脂；精油，如薰衣草和百里香，绝对天然，具有抗菌性能，可以添加到所有以上家用清洁剂中。使用这些简单天然的清洁配方，我们可以清洁家里几乎所有的东西，最重要的是这些对我们和家人的健康是最安全的，而且价格低廉。

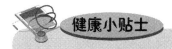

健康小贴士

DIY全能清洁剂

下面是两种有效的全能清洁剂，使用超市里购买的原料，在几分钟内就可以配制好。

配方一：

1/2茶匙小苏打或洗涤碱

1/2茶匙液体橄榄皂

2杯热水

500毫升的手动喷雾瓶

在喷雾瓶内混合以上成分，轻轻摇一摇，然后喷洒，用于台面、橱柜或任何表面的清洁。若污渍很顽固，让清洁剂在污渍表面停留几分钟再用

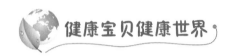

抹布擦净即可。找不到洗涤碱的话，也可以用硼砂代替。

配方二：

将等量的白醋和水混合放入喷雾瓶，加15~20滴薄荷或茶树油（注意：并不是所有植物精油都是安全的），摇晃几下。然后，可以喷洒到地板、墙壁、窗户等处清洁污垢，并去除异味。

绿色环保又省钱：绿色清洁PK化学品

绿色的清洁解决方案不仅安全、环保，而且更省钱。下面我们就将传统的化学品清洁剂与绿色健康的清洁产品做个比较。后者价格只有前者的1/6，而且数量减半，安全加倍，你可以自己算笔账。

化学品配方清洁	绿色环保清洁
洗衣粉	自制多功能绿色清洁剂
漂白粉	小苏打
地毯清洁剂	硼砂
洗碗机洗涤剂	橄榄皂
除臭剂	餐具洗涤剂（天然成分）
消毒湿巾	白醋
下水道清洁剂	精油（柠檬、橙油、薰衣草等）
地板清洁剂	双氧水（过氧化氢）
地板蜡	天然植物成分清洗剂
抛光液	植物油
玻璃清洁剂	≈100元人民币
泥浆清洁剂	
洗洁精	
金属清洗剂	
炉灶清洁剂	
洁厕剂	
银制品清洁剂	
强力去垢剂	
除污剂	
瓷砖清洁剂	
空气清新剂	
≈600元人民币	

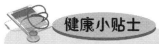
漂白剂和氨水不能混合使用

如果妈妈没有告诉你，那么请务必记住：漂白粉和氨类清洁剂不能混合，否则两者化学反应后会释放有毒的氯气，可能致命。氯气是一种毒气，可以强烈腐蚀呼吸道。在第一次世界大战时，氯气是被作为化学武器来使用的，臭名昭著的纳粹毒气室就是使用这种毒气的，务必当心！

第四步 绿色清洁从正确洗盘子开始

洗盘子是再普通不过的日常家务，也是我们开始改变清洁习惯的最简单的家务。关键是使用环保的无毒洗碗液，你可以去商场或超市购买这些天然植物成分的安全清洁剂，也可以干脆将液体橄榄皂和水融合，自己动手制作。所有这些都可以在让盘子一尘不染的同时，呵护家人的健康。

手洗 饭后要及时清洗碗筷，不要拖延，尽量减少污垢的停留时间。为了节约水，可以先装满两个盆或水槽，一盆水里加洗洁精用来清洗污垢，另一盆装清水用来漂洗。清洗的顺序是：先清洗玻璃杯等（在漂洗的时候在水里放些醋，可防止斑点），然后是盘子，最后是勺子、锅等金属物件。在清洗炒锅和平底锅前，撒上些小苏打，容易清除残留在锅底的顽固油污。用液体皂清洗铁锅后（绝对不要浸泡，否则平底锅会生锈），冲洗干净，擦干，最后用点儿植物油进行涂抹处理。

自动洗碗机 目前家庭使用自动洗碗机越来越普遍，特别是很多年轻的家庭主妇不喜欢手洗这种传统方式，可能是担心她们的手部皮肤美容吧。我无意诟病洗碗机对水资源的浪费，但请尽量选择那些带有EPA能源之星标签的节能型洗碗机。更为重要的是，同样避免使用那些含有有毒有害成分的化学洗涤剂（可能含有磷酸盐），要选择绿色的、天然植物成分

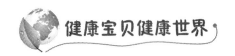

的、不含有害化学品的、可生物降解的清洁剂产品。同时，为节约能源，使你的洗碗机得到最大利用，尽量让洗碗机运行在节能或经济模式。

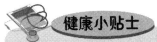 健康小贴士

自制下水道"潜水炸弹"

下水道疏通清洗剂几乎是所有家用日化产品中的最毒之一，不仅对我们的健康不利，而且还会在腐蚀管道和水槽的同时污染水源系统。

将一杯小苏打粉倒入需要清理的下水道，然后倒一杯醋。一旦停止冒泡或起泡，迅速倒入一壶开水。搞定，任务完成！孩子们会很喜欢这种自制的下水道疏通剂，每隔几周可以做一次清洗，而不要等到堵塞严重的程度才采取清理措施。

第五步 不要滥用消毒剂

抗菌皂和消毒剂在有些现代家庭中达到几乎滥用的程度，很可能是因为这些产品承诺可以将各种细菌和微生物消灭干净。然而，越来越多的健康专家警告，生活在超净的无菌环境中和抗菌消毒剂滥用实际上是弊大于利。

一方面，一些细菌对保持我们身体的生态系统是有益的，而杀死它们会破坏皮肤保护层，从而削弱免疫系统。目前的医学理论已经证明，生活在一个超净环境中反而会导致哮喘和过敏发病率的惊人飙升。实际上，如果没有外部的细菌挑战我们的免疫系统，我们身体的防御系统就可能会关闭。等到真正的侵略者来临时，我们的免疫系统已经根本无法有效地做出反应了。

另一方面，抗菌产品的持续使用将有助于"超级病菌"的生成，或者细菌对消毒剂和药物产生抗药性，这样就会导致需要更大剂量的消毒剂才能解决问题，因为细菌会变得越来越强，越来越难于对付。

数据

美国对30个州的139条河流进行了抽样测试，66%的河水中含有消毒剂。 （美国地质调查局，2002）

三氯生是大多数消毒剂和消毒皂的主要成分，它与一种最致命的污染物——二噁英相关。当三氯生与水混合并暴露在阳光下后，可产生二噁英。清洗下水道的三氯生，无疑会损害环境，且已被证明将破坏水生态系统。三氯生本身对人类健康的影响尚不可妄下结论，但至少会残留在皮肤表面，所以对于经常会吮吸手指的婴幼儿来说无疑是有害的。

其实，对于一般家庭来说，普通肥皂和水对消除细菌是一样有效的。也有研究表明，一些植物精油有很强的抗菌性能，如薰衣草和百里香。

 DIY

自制清洁研磨膏

适用于台盆和水槽，对浴缸和浴室也非常有效。需要用多少就制作多少，因为它的干燥速度比较快。

1/2杯小苏打

液体皂或洗涤剂

5~10滴抗菌精油，如薰衣草、茶树油（可选）

在一个碗里放入小苏打，慢慢倒入液体皂，不断搅拌，直到浓稠至膏状。如果有需要的话，可以添加精油。将混合物蘸到海绵上，擦洗需要清洁的表面，最后用清水冲洗干净即可。

常洗手 重要的不是你用什么肥皂洗手，或者你的洗手液是否可以杀死细菌和病毒，重要的是你如何洗手以及多久洗一次手。在准备食物之前和之后都要洗手；在进食之前也要洗手；换尿布、玩赏动物、打喷嚏、咳嗽或上厕所之后都要洗手；教你的孩子洗手时摩擦手心和手背、手指之间、指甲里面和周围，不留死角。洗手要持续一定时间，不能应付了事；只要正确洗手，完全可以用普通的肥皂和水清洗，去除各种有害微生物，其中包括引起感冒的病毒和细菌（最讽刺的是，针对这些病菌现在还没有有效的抗菌药和消毒剂）。

 数据

用于家用消毒剂的275种活性成分被分类为农药杀虫剂。

（美国环境保护局，2007）

用热肥皂水清洗表面　擦洗表面可以把难以清理的细菌顽渍层剥离，否则洗涤剂本身无法有效清理。

用天然成分消毒　用大量肥皂液清洗接触到生肉、鱼或鸡蛋的器皿，例如塑料菜板、餐具和台面等。先用醋擦洗，然后喷雾双氧水，即可安全消毒任何表面。如果双氧水没有产生泡沫，你就需要换一瓶新的了。

健康小贴士

用柠檬处理微波炉异味

将柠檬切片放在一个盛有约230毫升水的微波炉专用杯里，大火加热3分钟。打开微波炉的门，拿走杯子，擦拭微波炉内部。

第六步　防霉

卫生间和浴室里的霉菌每个家庭都司空见惯，用刷子和化学清洁剂擦洗这些发霉的污垢让人喘不过气来，这种不适并不令人惊讶，因为很多除霉清洁剂里含有对人体有害的醇醚类成分。同时，霉菌的孢子也是哮喘和过敏的主要原因。

下面是我建议大家在清理霉菌时要注意的一些事项。

快速行动　当你发现霉菌的时候，确定水的来源并及时处理，因为霉菌多是潮湿引起。如果不清除潮湿的环境，暂时的清除霉菌就会变得毫无意义。比如你家的台盆下、墙上、地下室或其他地方是否出现渗水的迹象，如果有，尽快修好它。如果问题很严重，如臭名昭著的"黑霉"生长在潮湿的墙壁上，你也可以请教专业人士，比如寻求小区物业或装修公司的帮助。

保持通风、保持干燥　霉菌和真菌在潮湿、温暖的地方会茁壮成长，所以保持干燥通风很重要。保持洗衣篮的空气流通；当你烹调或沐浴后，打开窗户或打开换气扇；若有潮湿，也可以使用除湿机。

安全脱霉　你根本不需要使用含氯的漂白剂、氨或其他烈性化学除霉剂来彻底消除霉菌及其孢子，只要用硼砂、双氧水或茶树油和热水就够了，或者干脆直接用白醋也行。在操作时，务必戴上手套和口罩（防止吸入霉菌孢子），使用硬毛刷或牙刷。

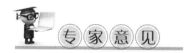

专家意见

家里的小帮手

在家里常备几个装满皂液的喷雾瓶（橄榄皂液或洗手液与自来水混合即可），让孩子们去喷洒和擦洗家里需要清洁的地方，比如家具、地板等，孩子们对这些"帮助"爸爸妈妈干家务的任务兴趣盎然，乐此不疲。当然，可能在这之后父母们还得秘密地重新清洁一下，但这仍是非常值得的做法，可以引导孩子们从小养成爱干净、做家务的好习惯。如此一来，真正需要父母去做的清洁工作更少了，何乐而不为呢？

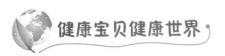

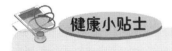

清新空气

减少化学品的使用可以明显改善居室的空气质量，其他的方法可以参考第七章的内容。

通风换气 经常开窗，保持新鲜空气的流动，特别是在收拾屋子的时候。哪怕一天只开窗几分钟，就可以显著改善室内空气质量。雾霾天气时，可以趁早晨雾霾比较少的时候开窗，然后紧闭门窗。

空气净化器 雾霾污染严重的天气可以使用带HEPA滤网的空气净化器净化空气，有条件的也可以考虑安装家用新风系统，保持室内微正压环境。

天然除臭、除异味 尽量避免使用市售的气雾罐式空气清新剂，这些气雾罐喷出的气体本身就会造成空气的二次污染，而且大部分此类空气清新剂只是用更强烈的人工香味来遮盖原有的臭味，而非真正祛除这些臭味及气味源。使用天然的精油或其他植物原料成分可以彻底除味，无残留，不会造成空气的二次污染。醋是一种天然的脱臭剂（当你刚喷的时候可能味道不太好，但是气味消散之后就好了）。用白醋擦拭异味源，或者放置一小碟白醋在房间里，也是可以达到除异味的效果的。也可以在一小壶水里添加柠檬、橘子皮、桂皮、丁香等植物或花瓣，然后用小火慢慢加热、熏蒸，当然你也可以干脆买现成的全套精油香薰，在加湿器里加几滴精油，如薰衣草、茶油等，也可以达到同样的效果。

第七步 保洁

家里的清洁需要持续地保持，小心地呵护，有些细节同样重要。例如，进家门一定要换鞋，因为鞋子会将屋外的灰尘、化学品、细菌、渣滓、铅尘、农药、过敏原、动物皮屑和其他杂质带进家里，而你的孩子在地上爬来爬去，吮吸手指。我们带回家的灰尘中，有85%是通过鞋子带进来的。家里的拖鞋也要经常清洗。更需注意的是，如果你家铺有地毯的话，就需要加倍当心，因为地毯是非常容易藏污纳垢的地方，而且不太方便清理，地板相对就好得多。家长们要特别注意保持地面的清洁，因为这是孩子们最经常接触的地方，小宝宝们整天在地上爬来爬去，受污染影响的程度要远远高于我们成人。有些家庭选择在地板上铺设泡沫游戏垫，为孩子营造独立的游戏空间也是不错的选择，但经常清洗仍然很重要。

地板

尽量使用地垫　很多中国家庭的门口都会有个门垫，这样你或客人都可以在进入房间前将鞋在垫上蹭几下，特别是在下雨的天气。可别小看这个细节，它可以有效降低铅污染。如果鞋子在门口正确清理，就可以将带入房间的铅尘减少60%以上。同理，限制鞋子携带的污染物，也可以减少农药和其他污染物的暴露风险。有的家里门外和门内都有一个地垫，而且经常更换。

及时清理　地板上的污渍要及时清理，拖鞋底的灰尘或污垢也要经常清理。

慎用化学成分的地板洗护产品　超市里的货架上提供各种地板清洁剂，针对不同的材料表面还会有不同的专门产品，从实木到瓷砖应有尽有。虽然可能会有不同的用途，但是几乎所有的此类产品都是设计来在你的地板上留下一层光滑亮丽的化学涂层，而你的孩子就在这个化学涂层上爬来爬去。

事实上，普通液体皂和热水就可以有效地清洁地板，请尝试这最天然现成的方法。也可以用1/4杯植物油液体皂和半杯白醋混合，然后再加6～8升热水。如果是实木地板，用一茶匙甘油混合白醋就可以给地板上光，也可以直接用亚麻油保养地板。

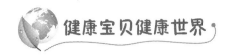

地毯

传统的地毯清洁剂，特别是那些气雾罐类型的，化学气体会直接排到空气中，很容易被人吸入。地毯本身也是一个重大的健康隐患，合成地毯含有化学染色剂和防霉处理剂，更别提胶水黏合剂和橡胶垫所含的有毒化学物质，会持续释放有害气体长达几个月或更久。

羊毛地毯或其他天然材料如亚麻、黄麻、椰壳纤维或是其他更健康的材质都是不错的选择。

同时，推荐尝试下面这些健康的日常保养策略：

污渍清理　表面污渍要及时清理，并使用无毒的天然清洁剂清理。

天然成分除臭　撒些小苏打在地毯上，停留15～30分钟就可除异味。

定期吸尘　如果家里有哮喘患者，此步骤是特别重要的。在理想情况下，应使用装有高效过滤网（HEPA）的吸尘器，因为普通吸尘器的滤网无法截获小颗粒，而将其重新吹回房间。

定期蒸汽清洁消毒　专业的地毯清洁剂倾向于用最强效的化学品清理、消毒地毯，但强效往往意味着更大的健康风险。你完全可以不用任何化学清洗剂，而是使用蒸汽清洗机，配以1杯液体皂和1/8杯的柠檬汁，再加6～8升水。重点是一定要等地毯干了之后再让孩子们到地毯上玩。

使用除湿机　如果你的地毯铺设在潮湿的房间里，除湿机可以保持地毯干燥，防止霉菌生长。

 DIY

地毯清洁剂

很多人不知道，矿泉水是一种极好的去污剂。将矿泉水倒在污渍上，用干净的毛巾擦一下，可立即清理地毯上的污渍。当然，并非所有污渍都可以这么简单地去除。

水果渍和葡萄酒渍　用毛巾吸干，加入冷水，继续吸干。红葡萄酒可以用盐或者苏打水清洗。

油脂 先用开水冲，然后用小苏打干燥。

血渍 用冷水或者双氧水清洗，如果不行的话，可以试试玉米淀粉，用玉米淀粉擦洗后再用水冲洗干净。

锈锈 用柠檬汁软化后，用盐搓洗。

第八步 我们真的会洗衣服吗

除了洗碗外，我们最经常的清洁任务就是洗衣服。刚刚洗完一堆昨天穿过的衣服，今天的另一堆衣服也要洗了。据统计，每个家庭平均每年要洗400件以上的衣服，这意味着要消耗大量的水和能源，并且那些被冲到下水道里的化学品也会对水系造成一定的污染，有兴趣的读者可以查阅上海自来水质量报告，其中作为水源地的黄浦江水的洗涤剂含量超标程度会让你触目惊心。

更重要的是，在洗衣服的过程中，人会重复接触含氯漂白剂、增白剂、人造香料和无数其他有害的化学物质，在这里就不一一列出了。幸运的是，更安全的天然成分洗涤剂已经开始越来越容易买到，环保和健康的同时，洗过的衣服看起来同样光鲜亮丽。

洗衣机的冷水节能模式 洗衣机的加热、烘干等功能的能源消耗占整体能耗的90%，为此你可以改变设置，把热水切换成冷水，标准切换成节能模式，这样就可以省下一大半的能源。将衣服、毛巾和被单晾干，是最低碳排放量的环保干衣方式，你只是需要个晾衣架而已，更别提多省钱了。

无毒、安全、天然成分的绿色洗衣液 绿色洗衣液不含石油化工成分，如磷、氯或合成香料和染料等，现在国内超市里还不太容易找到纯天然绿色的洗衣液，你可以到主营进口产品的超市去看看，或者尽量选择无磷、无香味的产品就好。

杜绝含氯漂白剂 床单等难免会因为孩子出汗或者尿渍而变色，这时很多家庭会使用含氯的漂白产品。氯是漂白剂的活性成分，它是一种强效的杀菌剂，会对健康造成危害。它可能与水中的有机物发生化学反应，形成有毒的副产物。为了安全增白，在晴朗天气下悬挂床单，晒太阳也可以起到一定的漂白作用，也可以在洗衣时加入适量双氧水或一小杯白醋。虽然这样的话，你的床单可能看起来不会那么白，但是健康毕竟才是更重要的。

杜绝化学成分的纺织物柔软剂　你完全可以用小苏打代替现有的传统柔顺剂，只要倒入小半杯，就会让衣服变得柔软芳香。

尽量少洗衣服　严格来说，如果没有异味或者是污渍的话，不需要每天洗，那会既浪费水又浪费能源和时间，当然你要确保没人能看出来。

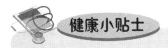

健康小贴士

尽量不要干洗衣服

如果你经常把衣服拿去干洗，当你拿掉套在刚刚洗好的衣服上的塑料套时，很可能就会吸入四氯乙烯（也称PEC）。这是一种剧毒、致癌的物质。令人惊讶的是，尽管国家将四氯乙烯列为一种有害的危险品和空气污染物，仍有超过4/5的干洗店还在使用它。

虽然一些衣服的标签上写明"干洗"，但是其中的大部分还是可以水洗的，尤其是羊毛织物和丝绸。对于那些不需要进行专业清洗的衣服来说，你完全没有必要去干洗。如果有些衣服非干洗不可，那么就询问干洗店使用何种干洗剂，确保其不含四氯乙烯等有毒有机溶剂。

如果你无法得知干洗剂的种类，那么尽量在室外或空旷的地方去掉那些套在刚刚干洗好的衣服外面的保护塑料套，让四氯乙烯挥发掉，最好在阳光下晒一两天后再放到衣柜里。

　　昆虫是地球上最多样化的动物种群，已知的种类就有一百多种，所以即使是非常细心的家庭主妇，偶尔也会遭遇"虫虫危机"。哪里有食物、水或垃圾，哪里就有昆虫。

　　当然，你或许可以用一瓶毒药来干掉这些不速之客，但是你真的想在家里喷洒杀虫剂吗？杀死这些小生物后，你自己的孩子很可能会接触、误食或直接吸入这些有毒物质。并且，这些有毒物质最终会渗入土壤、植物、水和我们的身体中。另外，喷洒杀虫剂只是一个权宜之计，因为问题的根源可能还在。

　　我们有更健康的方式来治理昆虫，在国外被称为害虫综合治理（IPM），这是一种由园丁和昆虫专家不断推荐的方法。他们提醒我们，化学品的滥用会付出代价，包括效果的衰减，原因是害虫会逐渐对过度使用的杀虫剂产生抵抗力。害虫综合治理的宗旨是家里不可能是100%无虫害的。事实上，90%无虫害的家庭要比完全无虫害的家庭好得多，因为完全的无虫害必然需要大量的杀虫剂，其残留物对人体的伤害将远远大于这些少量的昆虫。真相是，大自然总是有办法绕过这些我们过于自信的化学屏障。所以，第一步就是改掉洁癖，例如努力克服对偶尔邂逅的小蜘蛛的恐惧，记住孩子都懂的道理：有些昆虫是我们的朋友。

　　以下是有关防虫的一些建议：

　　防止害虫繁殖　别那么好客了！你必须剥夺它们的食物、水和庇护所，迫使他们到别处去生活。立即清理剩菜剩饭和饮料，都放到密闭容器中。清理杂物，如废报纸堆等，害虫多半在这些地方滋生。

　　保持家庭清洁　保洁是至关重要的，前面我们就提到过，尤其是那些潮湿和管道密布的地方。及时修理漏水的水管，因为那些害虫非常喜欢待在潮湿的地方。再把那些裂缝都填塞起来，这样才能防止那些小虫子在

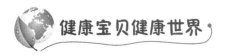

你家自由出入。还可以使用一些屏障来阻止它们溜进来，比如纱窗、纱门等。

利用食物链　蜘蛛是大多数害虫的天敌，并且大多数是完全无害的，所以让他们中的一小部分成为你的房客吧。如果你的家有花园，也可以把一些捕食性昆虫（如瓢虫、草蛉等）和鸟类带回你的院子，让它们在你家的后院有一个栖息地，这样也是可以帮助你捕捉害虫的。

尝试天然驱虫剂　许多天然成分的驱虫剂就可以驱除害虫。用安全替代品来替代有毒的农药，何乐而不为呢？为消除这些不受欢迎的害虫，可以尝试以下这些招数：

• **蚂蚁**　在蚂蚁侵入的地方撒上辣椒粉、薄荷叶、薄荷精油或肥皂粉。硼酸是一种具有杀虫性能的矿物，可以注入裂缝和小孔里面。当昆虫穿过这里的时候，它们的脚被粘住，最终遭到吞噬、饿死或干死。但是要注意，使用硼酸的话，如果吸入，其危害比较大，必须放到孩子和宠物触碰不到的地方，比如冰箱后面、水槽和炉灶下面，总之是孩子们不会触碰到的地方。你还可以移走蚂蚁的食物，等待20分钟，然后用醋清理掉蚂蚁爬行的痕迹，最后把洞口给堵上。

• **蟑螂和蠹虫**　再次使用硼酸，并且一定要记得远离孩子和宠物，或使用硅胶（选无化学添加剂的）。不要让硼酸靠近家庭里的食用水，否则容易让人误食。

• **尘螨**　床垫和枕头套的面料要选用尘螨不能穿过的细孔致密材料，尽量远离蓬松的羽绒被、羽绒枕和填充毛绒玩具。如果你的孩子有哮喘，明智的做法是，将填充式毛绒玩具放在远离床的位置，因为填充玩具是尘螨的天堂。用热水洗被褥，用装有高效微粒空气过滤器（HEPA）的吸尘器经常吸尘。

• **防蛀**　樟脑丸中含萘，萘是一种致癌物，也会引发哮喘。

• **啮齿类动物**　在房子周围或阳台种植薰衣草或薄荷可以构建天然屏障，在重点区域（如地下室、储藏室、厨房等）放置涂满薄荷精油的硬纸板。如果有花园或院子，减少草丛和灌木，清理掉腐烂之物。

向专业人士寻求帮助　自己实在处理不了的时候，把工作交给专门处理这些小昆虫的专业机构，各地的病虫害防疫与防治中心会很愿意提供专业的帮助和服务。

第十步　车库、储藏室和地下室的清洁

家里哪些地方含有最多的潜在危险物质？大多数家庭的车库、储藏室和地下室里储存着许多神秘的瓶瓶罐罐，犹如一个个小型垃圾场，含有许多潜在的有害化学物质，应放置在儿童触及不到的地方，如机油、防冻剂、油漆、松节油、杀虫剂、老鼠药等。这些地方可能黑暗又肮脏，潮湿且发霉，可能你无法做到像清洁家里其他地方一样用心，但切记尽量定期清理，并注意防潮、除灰和过敏原。

征服灰尘和霉变　定期对车库、储藏室和地下室进行大扫除（或者随时清理），清除蜘蛛网、灰尘和其他过敏原。如果你的墙是石膏板的，并且房间很潮湿，那么一定注意防霉。霉菌孢子会引发哮喘和其他呼吸道感染。最好配备除湿机，尤其是雨天。

安全处理化学品　危险化工品是不可以在街上或垃圾罐内乱扔的。如果罐子里还有少量的油漆，请打开盖子，放在通风良好的地方，让油漆自然风干，然后用报纸整个裹起来，直接扔掉。至于其他易燃液体，例如机油、松节油、清漆，必须负责任地处理掉。

聪明储存　将有毒化学品（如上面所提的几种）放到高架子上，不要让孩子们的小手接触到，也不要重复利用那些容器。将这些产品储藏在干燥凉爽的地方，远离热源、火焰或火花。如果你住的是普通的楼房，没有单独隔离的车库、储藏室和地下室，那么就干脆不要储存这些东西，因为有毒的气体会一直释放到家里，危害孩子和家人的健康，而且也不安全。

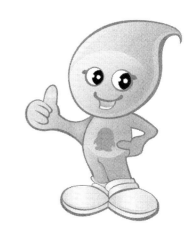

第六章

化妆品安全

当你的孩子刚刚洗完澡，让流水冲去身上沾染的尘垢和晚饭的面包屑，头发梳得整整齐齐，娇嫩的指尖也被洗澡水泡得起了皱，还有什么比这更美妙的吗？可是，如果给孩子们用的还是那些传统的化工类洗发水和面霜，那么就根本起不到彻底清洁的作用，还有可能带来潜在的化学品危害。

大多数的身体护理产品和化妆品中都含有一些不健康成分。由于法律和监管存在重大漏洞，年盈利500亿元的化妆品行业为了达到防腐、上色、加香和起泡的目的，会照例将一些合成化学物质加入个人护理产品中。这些化学品中的大多数没有经过检验和检测，不知道会不会对成人的健康产生长期的不良影响，更别提那些处于发育阶段、很容易受到化学物质伤害的孩子们了。生产商们总是解释说，把这些化学物质添加到个人护理产品中是没有问题的，因为每瓶含量都是极其微量的。可是，想一想你每天会使用多少产品吧，洗发水、发胶、沐浴露、除臭剂、面部保湿霜、乳液、香水、皮肤护理品、漱口水、牙膏以及其他化妆品。据美国环境工作组称，每个人每天进行常规化妆就会接触到126种不同的化学物质。此外，皮肤上有很多毛孔，对于涂抹在上面的物质吸收率高达60%，很多化学物质就是这样直接进入了血液。换句话说，一年下来，这种影响会累积到什么程度是显而易见的，更不用说一生了。针对这一切我们有预防措施吗？

如果你看完这一章之后，就急于将架子上的每一个产品扔掉，请先不要动手。无论是从实际来讲，还是从环境保护角度来看，把这些瓶瓶罐罐统统扔到垃圾桶里都是没有意义的。当你开始寻找一些更健康的替代品时，留下你最喜欢的一些化妆品也无所谓，还有一些化妆品是无可替代的，也可以留下。试着让一个女人和她最信任的面霜说再见是需要时间和耐心的。我们的目的在于让你做出更好的选择，而不是疯狂地追求无任何化学品添加。

这里我可以提供一些步骤，可以帮你对每天常用的化妆品成分及其对你的家人是否安全进行评估。

第一步 阅读产品标签

即使是对那些很有心的消费者而言，美容产品和身体护理产品上的标签也很难理解。由于政府对化妆品产业的监管存在漏洞，化妆品公司不需要向人们证实，就可以随随便便地贴上"有机""天然"或是"低过敏原""不刺激皮肤"等标签。洗面奶或洗发水中含有一些天然的或是植物萃取成分，并不意味着它不含化学物质或人工合成物质。而且，"天然"也并不意味着更安全。一些草本成分也会引发过敏反应、皮疹，甚至是更糟的情况。

我知道这一切听起来很让人困惑。或许，比起这本书中的其他话题，个人护理产品的安全问题会让人产生更多的困惑和不解。要做一个懂行情的消费者，你需要学习一些术语和成分清单。带上你的眼镜，扮演侦探吧！只要下一点点工夫，你就会找到自己喜欢的产品。当你找到了属于自己的产品时，分享给几个好友，他们一定会感谢你给他们的调查帮了大忙。

首先，如果是进口产品，例如美国进口的产品有时你会看到标签上有美国农业部发布的有机认证标签，你经常会在食品盒上看到这个标签。目前这一标签已经被扩展应用到个人护理产品领域了。这是少数几个信得过的标签之一，这个标签表示产品中至少有70%的成分是有机的。更可靠的是：美国农业部的印章代表了100%有机。

另一个线索就是检查一下生产商是否和安全化妆品运动联盟签署了协议。安全化妆品运动联盟是一个由公共环境健康组织组成的联盟，他们劝说各个公司自主减少使用会引发癌症、先天畸形以及其他健康问题的化学物质，并且推动使用经过认证的有机成分以及天然成分。想知道有哪些公司签署了这一协议，请访问www.safecosmetics.org。

其实，无论是进口还是国产产品，最简单的做法就是查看标签上的成分表。当然，查看这些成分之前，你需要先了解这一排排化学名词到底是些什么东西，你可以直接上网百度一下，通常百科里为你列出了从产品描述到潜在毒性的所有内容，接下来就可以考虑一下你和你的孩子是否需要这样的产品了。就这么简单，可是绝大多数人却从来没有做过。

 数据

化妆品的普及导致100%生育年龄的女性体内都含有邻苯二甲酸酯（塑化剂）。

（美国疾病防控中心数据，2005）

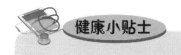

什么是塑化剂？

1.基本简介

邻苯二甲酸酯（Phthalates），又称酞酸酯，缩写PAEs，统称邻苯二甲基酯类，主要作为增塑剂（塑化剂）添加到塑料中，以增强弹性、透明度、耐用性和使用寿命。邻苯二甲酸酯也可用来软化聚氯乙烯（PVC）。邻苯二甲酸酯类是使用最广泛、品种最多、产量最大的增塑剂。当被用作塑料增塑剂时，一般指的是邻苯二甲酸与4~15个碳的醇形成的酯。其中应用最广的是邻苯二甲酸二辛酯（DEHP）、邻苯二甲酸二癸酯（DIDP）和邻苯二甲酸二壬酯（DINP）。DEHP价格低，主要用于聚氯乙烯中；邻苯二甲酸苯丁酯（BBP）通常用于制作地板材料的泡状聚氯乙烯；有R和R'基团的邻苯二甲酸酯用作香水和农药的溶剂。

2.基本用途及相关危害

邻苯二甲酸酯是一类能起到软化作用的化学品。它被普遍应用于玩具、食品包装材料、医用血袋和胶管、乙烯地板和壁纸、清洁剂、润滑油、个人护理用品（如指甲油、头发喷雾剂、香皂和洗发液）等数百种产品中。在化妆品中，指甲油的邻苯二甲酸酯含量最高，很多化妆品的芳香成分也含有该物质。化妆品中的这种物质会通过女性的呼吸系统和皮肤进入体内，如果过多使用，会增加女性患乳腺癌的概率，还会危害到她们未来生育的男婴的生殖系统。

从目前的情况看，人们对儿童用品中的邻苯二甲酸酯最为重视。欧盟于1999年就正式做出决定，在欧盟成员国内，对3岁以下儿童使用的与口接触的玩具（如婴儿奶嘴）以及其他儿童用品中邻苯二甲酸酯的含量进行严格限制。专家发现，含有邻苯二甲酸酯的软塑料玩具及儿童用品有可能被小孩放进口中，如果放置的时间足够长，就会导致邻苯二甲酸酯的溶出量超过安全水平，会危害儿童的肝脏和肾脏，也可引起儿童性早熟。德国研究协会的研究表明，过去几十年全球男性精子数量的减少可能与轻工业中广泛用作软化剂的化学品邻苯二甲酸酯有关。

第二步 远离人工香料

有时我们喜欢身体护理产品的味道：香草味道的牙膏、青苹果味道的洗发水、气味浓烈的香水、棉花糖味道的婴儿润肤霜。但是，这些醉人的香气是有欺骗性的——其中的大多数人工香料能引发过敏反应和呼吸道疾病，如哮喘。许多香料中隐藏着的成分甚至可能有引发长期慢性病的危险。

 数据

1100余种化学品在欧盟被禁止用于化妆品，此清单中仅有9种成分在美国被禁止，而中国甚至还没有相关法规。

例如，许多常见的香水、发胶、洗发水以及其他加香产品都含有一种能令香味持久的化学物质——邻苯二甲酸酯，而邻苯二甲酸酯被证明会干扰动物体内的激素和生殖功能。一项小规模研究显示，邻苯二甲酸酯甚至导致了男婴的生殖器发育异常。而且，关于这个话题的研究还只是初步的，其对健康造成的长期影响还无法获知。美国环境工作组于2002年发布了一篇报告，称在其检测的72种个人护理产品中，近3/4的产品含有邻苯二甲酸酯类物质。那么这些产品在标签中所列出的数字是多少呢？零。这是因为许多香料等添加剂都被认为是"商业机密"，而不需要在包装上体现出来，标签上只要笼统地写上"香料"即可。

另外一个避免使用人工合成香料的理由是：大多数人造香精都是石化

产品，就像油漆稀释剂和除漆剂一样，都会挥发有毒有害气体（VOC）。因此，它们也对身体健康具有危害性，如引发癌症、肝损伤等。

为此，建议父母们转而使用一些不添加香料、以天然成分为基础而且人工添加剂含量更少的产品，尤其是一些儿童产品中诱人的水果香气以及糖果的味道甚至会让孩子以为它们是可以吃的。严谨地阅读成分列表，因为一些注明不添加香料的产品事实上可能仍然含有一些化学物质，以掩饰另一些化学物质的味道。这可能对于有些读者来说很难去甄别，这也是现实的问题。但是，我建议采取更直接的处理方式，就是如果产品标签成分表上有人工香精、人工香料等，那就直接放弃它。事实上，许多更安全的产品含有像杏仁、薰衣草等天然的精油（从植物的花、叶、茎中提取的），会有自然的清香。我们要尽量选择这类天然香味的产品，当然，有些人同样会对天然精油过敏，因此在使用之前也是要做一下皮肤过敏测试。

第三步 选用绿色安全的"泡沫"

你或许会认为泡沫越多就意味着越清洁或者更干净。然而，这些常用肥皂和洗发水的泡沫却可能使你的家人在去污去油的同时暴露于高浓度的化学清洁剂（表面活性剂）的危害之下。目前为止，最常见的表面活性剂就是十二烷基醚硫酸钠（SLES）和与其近似的十二醇硫酸钠（SLS）。几乎你家里的每个起泡产品中都含有这种发泡剂，洗发水、芳香泡沫剂、条形皂以及洗衣洗碗用的去污剂等。而且，这些表面活性剂会使皮肤脱脂而变得更易渗透。尽管美国FDA认为十二烷基醚硫酸钠和十二醇硫酸钠是没有危害的，但是令人担忧的是，它们会与产品中的其他成分相互作用从而产生致癌衍生物。值得庆幸的是，现在市场上已经有很多不含十二醇硫酸钠的产品了。

另外需要记住的一点是：儿童的洗发水和芳香泡沫剂常常会宣传自己

有多么"柔和""不易引发过敏",从而招揽顾客,但是他们并没有告诉你瓶子里含有什么成分,那不过是意味着生产商认为自己的配方比其他配方更柔和。大多数合格的儿童洗发水中含有的有害添加剂和成人洗发水中的一样多,其中包括头发柔顺剂、浓密剂以及人工色素和香料。这也是另一个选择有机和天然品牌的理由。

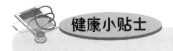

健康小贴士

如何防范虱子的侵害

我还记得小的时候,虱子是一种很流行的寄生虫,人们想尽办法防范虱子的困扰。直到今天,即使在美国这样的发达国家,每年仍有大约600万名小学生受到虱子或头虱的困扰。在中国,在一些相对偏远的城市和地区,特别是家里养有宠物的,虱子依然是比较普遍的。

对付头虱的传统方法是使用处方洗发水,例如,含有强力杀虫剂的洗发水。这些消毒水或强力洗发水会对神经系统产生刺激,甚至有报道称它会导致一些儿童患上癫痫等。

虱子的幼虫,即未孵化的虫卵会依附在发干上,一经孵化就会疯狂地传播,所以一定要在失控前采取行动。虱子大清除计划里最特殊的一个环节就是全面梳理,彻底清除这些虱子及其幼虫,相信20世纪六七十年代出生的人应该会比较熟悉一种叫作"篦子"的梳子,就是专门设计用来除虱的。

匹兹堡大学环境肿瘤学中心（environmentaloncology.org）提出了以下治疗方法:

如果你发现孩子的头上有虱子,可以使用椰油或橄榄油,混合几滴天然茶树杀虫药剂以及楝树油（在保健食品商店或网上有售,但需要注意的是吞服这种油类产品会产生毒性）,或是用茶树油洗发水（也可自己动手制作,30毫升洗发水中加入10滴茶树油）。冲洗后,再用同样的混合比例搓洗头发,但这次不要冲洗。用毛巾包住沾满皂沫的头发,等待半个小时,然后再冲洗。用普通的梳子梳理洗干净的头发,然后再用金属制成的除虱梳（有密集的梳齿）梳理。不断梳理，直到没有虱子为止。再次冲洗头发，最后再检查一遍是否还有虱子。每隔几天重复上述过程，持续至少两周。

你还得用热水清洗孩子的毛巾、床单以及衣服，高温干燥1小时。将玩具和填充玩偶放在塑料袋中密封两周，以杀死虱子。更换所有护发用具，用吸尘器清理地毯。

你也可以尝试戴浴帽的方法，用橄榄油或全脂蛋黄酱浸透头发，戴上浴帽，保持2~4小时。用洗发水洗掉橄榄油或蛋黄酱，然后用醋冲洗（1/2杯醋加1/2杯水），使虱子卵松脱，更容易被梳下来。

肥皂　肥皂是最古老的清洁剂，主要成分是脂肪酸钠。脂肪酸钠是碱液和牛油或羊油的混合皂化反应物。后期加工中会加入同种功能的清洁剂、香料、防腐剂以及染料等化学制剂，清洁效用会得到加强，但是很显然，它已经被认为添加了大量的化学品。要想避免使用充满化学添加剂的肥皂是很容易的，只要去买一些天然的手工皂，甚至可以自己在家生产肥皂。这种天然手工皂在很多商店、药房以及农贸市场都可以买到，当然，你也可以上网购买你自己喜欢的手工皂。还有很多液体皂，专指那些由植物油制成的皂液（例如橄榄、椰子、蓖麻和杏仁等）。这些液态或条状固体的天然皂都是非常健康的选择（不要把这些天然皂与市面流行的合成皂混淆，因为那些"香皂"含有和普通化学洗发水等一样多的有害化学物质）。

有洁癖的人请特别注意：你完全没有必要使用那些所谓的抗菌皂。事实上，使用这些抗菌皂是很糟糕的想法，因为它们都含有像三氯生这类的抗菌杀虫剂。研究表明，用普通肥皂和清水洗手足以祛除污垢和细菌。重要的是揉搓双手这个步骤要正确，而且维持时间要足够长，建议让孩子们洗手的时候唱字母歌。

最后，如果不管孩子脏不脏你都要坚持每天给他洗澡。根据"超净"

理论，哮喘和湿疹的大幅度增加就部分源于我们日常生活中对于高度清洁以及无菌环境的偏执主张。英国布里斯托大学最新的一项研究，调查11000名幼童每天洗澡、冲凉、洗手的频率，结果发现，清洁卫生频率的提高与2～4岁儿童中的哮喘、湿疹高发病率有高度相关性。这个结论其实不难理解，在细菌较多环境下成长的孩子会接触到更多的细菌和感染机会，这样反而能够预先使他们的免疫系统做好准备，从而避免生病。当然，我也并不是说为了接触细菌而任由孩子们在外面玩得浑身脏兮兮的，父母在孩子上床前让他们洗掉这些污垢当然是有必要的，只是建议家长们要把握好这个卫生的度而已。

 自己动手DIY

自制芳香泡泡浴

市面出售的泡泡浴及泡沫芳香剂经常会引发膀胱炎等尿路感染，对孩子的尿路产生刺激，引起疼痛。现在我来推荐一种更天然的解决办法来避免这个问题。

1/2杯甘油

1/4杯水

120毫升固态或液态橄榄皂

5～10滴精油

将甘油和水混合，再把肥皂溶解（加热水和甘油的混合物，或者将肥皂切成薄片有助于溶解），然后加入精油。在混合过程中充分晃动，在使用前再次充分摇匀。

注意：橄榄皂由橄榄油制成，非常柔和。甘油是天然、不油腻的润肤膏。所有成分都可以在百货公司、超市、药店以及网上买到。

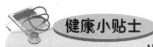

健康小贴士

认识防腐剂——对羟苯甲酸酯

对羟苯甲酸酯是一种常用的防腐剂，在许多个人护理产品中被广泛使用。最近，对羟苯甲酸酯引发了很多争议。英国布鲁内尔大学的一项研究表明，对羟苯甲酸酯可能对子宫中男婴造成健康隐患。英国最新一项研究发现，患乳腺癌的女性癌细胞中发现对羟苯甲酸酯。许多化妆品生产商都使用对羟苯甲酸酯，其变体包括对羟基苯甲酸甲酯、对羟基苯甲酸丙酯和对羟基苯甲酸丁酯，以杀灭细菌，延长上架产品的保质期。尽管对羟苯甲酸酯对于健康的长期不良影响尚未被证实，已经有证据表明，有必要对其保持谨慎的态度。不管是哪种化学添加剂，都要尽可能地避免使用，尤其是婴儿和儿童洗发水、湿巾、防晒霜等。怀孕的女性也应该避开这些有害的化学品。如需了解更多添加对羟苯甲酸酯的护肤产品的概况，请自行网络搜索相关内容。

第四步 为发动机加油，别为皮肤加油

汽油和矿物油都是从化石燃料中提取的，是化妆品中，尤其是乳液、粉底霜、洗面奶、口红和唇膏中常见的基本成分。丙二醇是一种广泛使用的能保持皮肤水分、保持滋润的化学添加剂，也源自于石油产物。石油蒸馏物、矿物油等这些可能导致人类患上癌症的有害物质被发现存在于很多品牌的睫毛膏及其他化妆品中。大多数人工香料也都源自石油，前面提到的防腐剂——对羟苯甲酸酯也是如此。人们还不清楚石化产品对健康的长期影响是怎样的，但是我们可以从石油化工产品应用于其他领域时发挥的功效中得到一些线索，例如丙二醇同时也是防冻剂和油漆中的组成成分。说得再夸张一点，你愿意把防冻液和油漆涂在脸上吗？当然不会。

即使对化学品没有经验的美容专家也经常鼓励那些敏感肌肤的人使用水性的，而非油性的乳液和面霜，因为油虽然可以锁住皮肤中的水分，但却堵塞毛孔。这也就是为什么我们要推荐天然萃取物，像绵羊脂、霍霍巴油这类水性配方的天然润肤霜。对于儿童和少年来说，这一点更为重要，尤其是当他们进入青春期时。因为相对于成年人而言，儿童的油腺更活跃，因此根本就不需要涂面霜就可以保持滋润。即使是在干燥的冬季需要保持滋润，你也要尽量帮助他们选择非油性的面霜。

婴儿的肌肤（除商业目的外）不需要涂抹任何滋润剂，因为即使是最柔和的婴儿面霜也会使皮肤干燥，而其中所含的香料还可能会使皮肤过敏。当然，在冬天特别干燥的季节，洗完澡之后可以选择一些天然植物油类护肤品，如橄榄油、杏仁油、椰子油及霍霍巴油等，也可以用点蔬菜油、羊脂或是大豆卵磷脂等。

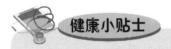

健康小贴士

天然脸部护理小妙招

杜绝那些美丽包装下的有害化工合成的化妆品，我们完全可以用身边最天然安全的水果和蔬菜进行健康的皮肤护理。如果脸部缺水，我们就可以经常将霍霍巴油或橄榄油涂在脸上，或者做一个燕麦蜂蜜面膜。我们还可以将各种叶和花捣碎后混合其他家用洗发水，然后用醋来漂洗除去普通洗发水的残留物。当然，并不是每个人都对化妆品是否天然这么在意，但是从我个人的实际情况来看，我的皮肤正是受益于这些天然的护理品。

下面我介绍两个有效的天然护理配方，只要在家里简单地混合，厚厚地涂抹，然后尽情享受吧。

特效干性皮肤配方 如果你的皮肤干燥而且脱皮，就将两个鸡蛋的蛋清、一勺牛奶以及一勺蜂蜜混合在一起。涂抹在面部，几分钟后洗掉即可。

天然补水配方 将牛油果、牛奶及碾压过的燕麦做成的燕麦糊混合在一起做成面膜，保持几分钟后洗掉。

第五步 安全处理宝宝的小屁屁

"红屁股"是宝宝护理中很常见的现象，很多父母都会给孩子涂上厚厚的隔离霜，但这些尿布隔离霜中往往含有大量的石油化工成分（如矿物油或凡士林等）、香料、防腐剂以及其他有害化学物质。为了防止尿布皮疹的产生，应尽可能地保持干爽、透气。如果红疹蔓延，则使用无刺激性化学物质的含锌尿布隔离霜护理。治疗尿布皮疹其实完全可以用家庭厨房里常见的一些天然材料代替，比如玉米淀粉和芦荟胶，不过不要将这两者同时使用，否则就成了黏糊糊的一块松饼。

避免使用滑石粉　永远不要使用婴儿滑石粉来保持臀部及其他部位干燥，你的母亲一辈的人可能经常使用，我们通常称其为"痱子粉"，它的主要成分就是滑石粉，但是滑石粉一旦被吸入，会刺激宝宝的肺，而且有证据表明滑石粉中还可能会混杂有可致病的石棉成分。

不要使用含化学成分的婴儿湿巾　常用的湿巾通常含有酒精、人工香料等刺激皮肤的物质。在婴儿出生后最初的几周里，最好使用蘸水的纸巾或是无纺布，然后再慢慢过渡到使用不含香料和染色剂的湿巾。常备保温热水瓶来储存温水，加入一勺小苏打，这样可以随时用来为婴儿清洗，省时省水又健康。

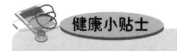

健康小贴士

治疗湿疹

婴儿湿疹最常见的诱因就是食物过敏，过敏原可能是膳食或是来源于母乳，不过这种皮肤炎症也可能是由肥皂、清洁剂或是宝宝的衣服等含有的有害化学品引发的。如何治疗呢？经常为皮肤润滑，减少使用肥皂，改变饮食结构，或是短期使用类固醇药膏（如氢化可的松），可以治疗湿疹。

预防才是关键。和儿科医生一起评估宝宝的饮食中哪些食物可能是过敏原（如果有的话），避免接触毛线或是穿得太多，不要给宝宝大量涂抹带有香料或其他刺激性添加剂的护肤品，使用天然柔和的洗衣剂，每天用少量的油（如杏仁油、芝麻油或橄榄油）按摩，以达到为皮肤保湿的目的。

第六步 安全使用防晒霜

很多人可能不知道，在美国，皮肤癌是一种最常见的癌症。从出生到65岁，约有40%～50%的美国人会至少患一次皮肤癌。戴上帽子、穿上衬衫、打一把沙滩伞都是保护你和孩子的皮肤不受强烈的太阳紫外线灼伤的最佳方法。可是，当你下水游泳时，你就需要一款防晒霜，这时最重要的就是要确保这款防晒霜有效，而且安全。

美国进行了一项调查，涉及831款知名品牌的防晒霜。调查最终发现许多防晒霜既不安全也没有效果，其中有1/8的高防晒指数（SPF）防晒霜根本无法防止长波紫外线的辐射，而长波紫外线会损伤皮肤、加速衰老、诱发潜在皮肤癌。此外，许多防晒霜中都含有邻苯二甲酸盐、对羟苯甲酸酯或者其他仿雌性激素的合成物。以下是我认为你应该知道的一些事情。

尽量全波段防护 最安全有效的防晒霜能够同时屏蔽长波紫外线以及中波紫外线的辐射，在皮肤和阳光间建立一个安全屏障，注意寻找标签成分中有氧化锌和二氧化钛的产品。

尽量选用高防晒指数（SPF）防晒霜 美国癌症协会建议防晒霜的防晒系数至少要达到15。防晒系数越高，保护效果越好。但是，防晒系数超过30的防晒霜就不会再提供更好的效果。最重要的不是将防晒霜涂在皮肤上，而是要经常涂抹，尤其是脸部、肩膀、小臂、手和脚等部位。因为即使是防水的防晒霜，也会在阳光下分解或者在水中脱落。使用防晒霜前，最好先在孩子手臂内侧的小块皮肤上进行测试，因为孩子的皮肤对于化学用品尤其敏感。在送孩子去上学、野营或者运动之前，别忘记给他们涂上防晒霜，当然最好的办法还是少暴晒在阳光下。

不要盲目追求古铜色肌肤而过度日光浴　不要过度日光浴，这一点对于那些热爱古铜色肌肤的青少年尤为重要，更不要使用日晒床，因为这种人工设备发出的紫外线辐射量比阳光中的紫外线要高出15倍，也不要使用那些用于晒黑皮肤的产品，因为其中所含的化学物质还尚未被验证是否足够安全。

不要混用防晒霜和驱虫剂　避免将防晒霜和驱虫剂混合使用，防晒霜要每两小时涂抹一次才能起到作用，而驱虫剂的涂抹太频繁会导致过度暴晒。

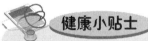

应该对"纳米科技"说不吗?

"纳米科技""纳米配方"这些新潮的术语已经在许多身体护理产品的标签中广泛出现，防晒霜更是如此（当这些纳米颗粒涂抹在身上时，像氧化锌这样的传统白色膏霜变成透明的涂层，就是因为这些颗粒小得肉眼都看不见了）。纳米技术使材料的尺度达到原子级别，令人担忧的是，纳米颗粒极小，不仅可以渗透到皮肤中，还会直接进入身体的组织和器官内，造成更多的潜在危害。一些环保组织呼吁大家关注标签说明，因为这些说明中缺乏可靠的安全性信息（标签中甚至不会提醒消费者产品中含有纳米颗粒），并呼吁各部门进行更多的安全性相关研究。不过，基于目前的大量防晒霜评估的研究发现，含有纳米锌、钛类产品是最有保护功能的。当然，如果你希望自己使用的防晒霜中不含纳米材料，你仍然可以尽量保守一些。

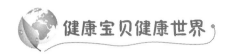

第七步 不要染发

经常染发的女性总是想知道染发过程和染发膏是否安全。一些研究表明其中并没有风险。然而，南加利福尼亚大学的一项最新研究发现，在一年或更长时间内，女性一个月至少使用一次长效染发剂，其患膀胱癌的风险是普通人的两倍还多。另一项来自耶鲁大学医学院的研究发现，长期使用长效染发剂会增加患非霍奇金淋巴瘤的风险。这些可靠证据应引起注意。许多染发剂和烫发剂中的颜料通常是有害的重金属材料，而氧化染剂则被用于浅发色，其中通常含有过氧化氢（安全物质）和氨（危险物质）。使发色变深的染发剂被称为增色染发剂，通常使用醋酸铅发挥效用，而铅是剧毒的有害物质。在常见染发剂中，有超过71种含有长效煤焦油染剂，而这些染料会引发多种类型的癌症。一些去屑洗发水中也发现了煤焦油颜料成分，尤其要小心提防色素中的蓝色1号和绿色3号。

数据

> 在美国，化妆品中发现的1000余种化学成分中只有11%被化妆品成分审查委员会（工业资助的科学家协会）评估为安全无害。
>
> （美国环境工作组，2004）

被用来卷发的冷烫液和直板夹中也含有刺激皮肤和肺部的有害化学物质，一旦进入眼睛也会造成伤害。同时，直板夹可能会烫伤皮肤，有些甚至还含有像聚四氟乙烯这样的添加剂。

归根结底，染发烫发越少越好！一生中使用的染发剂和烫发剂越少，就越不会导致高度的健康风险。

最重要的问题是，医生建议孕妇和处于哺乳期的女性不要烫发或染发，以避免感染有害的化学物质并传给宝宝。亮色挑染相对更安全，因为这些染发剂通常只会包住发干，而不会碰触到皮肤。所以，如果你们家的孩子回到家时马尾辫上有些粉色的挑染，则不用惊慌（从健康角度而言，的确还算是安全）。

当然，许多时候，染发烫发也是必需的，也可以更安全。建议使用更柔和、更天然的成分，例如从海娜花中提取的染料，这些从植物中提取的成分，颜色分布从棕色到橘色都有，还有其他的化妆品生产商也在销售天然的染发剂产品。

第八步 改掉涂指甲油的习惯

简而言之，减少使用普通指甲油的次数。普通的指甲油含有若干种有害化学物质，包括甲醛（一种剧毒气体，刺激眼睛）、丙酮以及邻苯二甲酸酯（塑化剂，防止指甲油干裂）。邻苯二甲酸酯和雌性激素相仿，在欧洲已经被禁止在化妆品中使用。幸运的是，一些美国的化妆品制造商，包括欧莱雅、露华浓等几个最大的制造商已经开始将这些化学物质从指甲油中去除。孕妇一定要选择无邻苯二甲酸酯的指甲油，青少年和未婚女性也应该避免接触此类产品。下一次修指甲时，可以选择自带安全的指甲油。如果你要在家里自己涂指甲油，也要确保所在的空间通风良好。

或者尝试一下下次修剪指甲时，不用指甲油：锉一锉指甲，泡一泡手指，然后用坚果油或橄榄油护理指甲。擦干手后再用细绒布擦亮指甲。简单、环保又健康！

第九步 化妆品一定要天然的

化妆品的天然化已经是大势所趋，看看现在各大化妆品广告就可以看出，天然的成分越来越被女性所青睐。标签上写着100%天然或是75%天然成分的产品中所含的合成染料、人工香料以及其他石化产物这类有害物质会较少或者完全没有。有机或全天然化妆品（包括定妆粉、粉底、口红、腮红、眼影等）都源自天然的矿物颜料或天然植物萃取物以及天然植物或动物油和蜡，因此与传统的化妆品相比，这些天然成分的化妆品对敏感肌肤而言更柔和，负面的化学反应也更少。现在，市面上已经有一些符合这些高标准的天然成分的化妆产品，如你想了解更多信息，请自行上网查询。

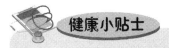
健康小贴士

止汗剂会致癌吗？

几年前，一篇广泛传播的关于止汗剂中的铝盐会引发乳腺癌的新闻报道，曾一时间引起恐慌。此外，另一个传闻则宣称铝元素和老年痴呆症有密切关联。美国国家癌症研究所对这一说法提出了异议，直到今天，仍然没有科学证据支持上述论点。但无可争议的一点是：大多数的止汗剂中都含有令人讨厌的激素干扰物——对羟苯甲酸酯，而对羟苯甲酸酯在止汗剂中以防腐剂的形式存在。想一想你每天用在如此私密部位的产品却含有这种不受欢迎的有害成分，你还能够接受它吗？那些非要用止汗剂的人可以选择天然除臭剂，有些产品是由天然铝盐制成的，它的除臭原理不是抑制汗液的分泌，而是抑制细菌（狐臭和体味的罪魁祸首）在腋窝的滋生来发挥功效。不管你使用什么产品，都要避免使用气雾罐，因为气雾罐所使用的压缩气体可能会导致呼吸道问题。

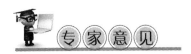
专家意见

他们不曾告诉我们的事

误区一：大多数癌症都是遗传的。

此言差矣。因为存在误解，所以人们常认为我们没有什么办法来保护自己。在乳腺癌的病例中，只有不到1/10是缘于遗传性因素。总体而言，遗传诱因导致的儿童期癌症的比例不会超过20%。事实上，有很大比例的儿童期癌症都源于环境因素，其中包括受孕前父母所处的环境以及孕妇所处的环境。因此，这些儿童期癌症是可预防的。癌症致死率下降的主要原因在于：吸烟的人更少了；同时我们在发现和治疗乳腺癌、子宫癌、结肠癌等方面的能力增强了。简而言之，因为我们在找到并根除病因方面做得更好，所以癌症致死率才显著下降。

误区二：儿童产品中的少量致癌化学物质并不具有危害性，因为其含量水平较低。

并非如此。生命体是非常复杂的，癌症和其他疾病需要几年甚至几十年的进化和发展。尽管污染物的含量很低，但它会在人的体内不断累积。正因如此，在欧洲，像1,4-二氧六环（二噁烷）这样的一些致癌物才被禁止添加到儿童洗发水和儿童芳香泡沫洗涤剂中。同样是这些物质却没有被美国和加拿大禁止加入儿童沐浴产品中，更别提我们中国了。

误区三：国家食品和药品监督管理局已经设立了标准，可以有效保护我们。

并非如此。即使在美国这样的发达国家，研究显示至少有15%的化妆品中污染物如1,4-二氧六环的含量超过美国食品和药物管理局（FDA）建议量的上限。这些限制都是自愿遵守的，那些藐视这些限制的公司也并没得到政府的制裁。在中国，这种情况就更加糟糕，不仅国内的很多法规和标准尚不完善，而且针对现有规范的执法力度也是形同虚设，企业自身的守法意识也比较淡薄，甚至可能出现当初为拿证而送检的产品与实际销售的产品品质存在差异。消费者没有办法了解到他们所购买产品中的各种成分及含量，因为没有监管，更没有要求针对产品不良事件做出报告和跟踪。

误区四：婴儿用品比成人用品更安全。

我们一味地认为那些标称是婴幼儿专用的护肤品应该更加安全，含有更少的有害化学品及其他危险成分。还有一些女士会故意选用这些婴幼儿护肤品以期购买到更安全的产品。其实，目前国内大部分的婴幼儿洗护产品的配方与成人产品几乎没有差别，无非是对产品和标签信息进行再包装。国家监管部门也没有一套专门的标准和法规用来规范婴幼儿洗护产品，公司可以根据商业需要对信息进行任意扭曲、修改、隐藏和忽视。

最后，我想谈一谈有关信息的不透明。以配方保密为由，厂家无须公开其产品中的所有成分，导致消费者无法保护自己。当我们甚至不知道擦在宝宝臀部的产品中被放入了哪些有毒物质时，我们怎么知道如何去鉴别和选用更安全的产品呢？人们经常问我会不会对我所倡导的厂家成分公开感到失望，我并不失望，但中国在这方面的路还很长。当然，我们的身体本身拥有天然的修复能力，可以帮助我们在大部分时间保持健康。但是，我们却不能总是这么幸运，特别是那些本可以避免的危险正虎视眈眈地时刻威胁我们以及我们子子孙孙的健康的时候，充分了解这些危害性是非常关键的。真正让我感到担忧的是，目前隐瞒的信息数量非常巨大，而且在那些受争议问题上所做的研究也远远不够，那才是更应该值得担忧和改变的事情。

第十步 展现健康的笑容

自20世纪50年代起，牙膏生产商们就开始在牙膏中添加氟化物，来预防龋齿。氟化物被证明在牙齿防蛀方面非常有效，能将龋齿发生率减少一半。据一些健康专家推断，普通人群通过公共饮用水就可以摄入足量的氟化物（在少数情况下，氟化物摄入超标或者氟中毒会导致牙齿上出现白斑），然而目前我们对氟化物所产生的长期健康影响尚没有充分的认识。

母亲怀孕期间的饮食中和孩子的饮食中只要有少量的氟，就能在很大程度上降低以后患蛀牙的可能性。例如，饮用水中含氟量高的地区蛀牙就相当少。牙齿的珐琅质是由氟形成的，它能很好地抵御酸对牙齿的侵蚀。

另外，口中的氟也能阻止细菌对牙齿的侵害。氟对孩子的主要益处体现在两个方面：在身体组织中和牙齿表面上。如果水中的氟含量极少或者没有，孩子可从维生素或者药剂中获得氟。氟进人体内之后就被在牙床中发育的恒牙吸收。为了牙齿发育而摄取氟的其他方法就是直接涂用。氟能通过牙膏、漱口液或者其他专门的配方进入口中。这些专门配方能浸透牙齿的外层珐琅，帮助牙齿对付酸的侵蚀。

几十年来，作为公共保健措施，人们在社区水源中加入很安全的少量氟。如果你对水源中的氟含量是否充足有疑问，可以按照水费账单上的电话号码打电话询问有关情况。适当的氟含量是千万分之七到百万分之一。如果你有自己的水井，可以给本地的卫生部门打电话，听听他们的建议。有些临床医生建议，如果水源中的氟含量不足，可以通过母乳喂养为孩子补充氟。大多数孩子6个月以前不需要氟，大多数配方奶中的氟含量也不多。如果你用含氟自来水调制奶粉，你的孩子就不需要额外补充氟。

此外，因为孩子很容易吞咽牙膏，所以我们更有理由购买天然成分的牙膏（有些品牌的天然成分牙膏依然是含氟牙膏），其中重要的一点就是它们不含人造甜味剂和糖精，也不添加人造的香料、防腐剂以及色素等。许多天然成分的牙膏的主要成分为植物萃取物，这些萃取物包括薄荷以及茴香等。如果你住的社区里的水没有添加氟化物（比如说那些偏远的地区喝的还是井水），那么建议孩子们一定要使用含氟牙膏。如果你所用的自来水中已经添加了氟化物，那么刷牙时就没有必要使用含氟牙膏了。

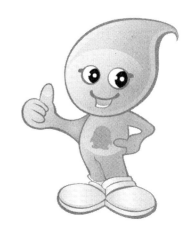

第七章

玩具安全

如今，父母们要为孩子准备大量的新玩意儿。而就在一两代人之前，孩子们还躺在摇篮里玩一些手工玩具（或者是他能在房子周围搜集到的任何东西），而那时妈妈们都在忙自己的事情，也没有嘟嘟作响的电子玩具或是五颜六色的彩灯分散他们的注意力。从某种层面来说，这些都可以归功于世界的进步。现在的孩子拥有太多的玩具，甚至汽车座椅上都挂满了叮叮当当的玩意儿。谁知道呢？也许那些电子响声和灯光真的会让我们的孩子们成为爱因斯坦！但是，从另一个层面来说，这样的过度玩乐行为是非常不合理的，因为我们所买的这些玩具大都是由塑料制成的，而塑料在生产过程中会产生污染，也可能会释放有害气体，然后被扔在某个角落或者垃圾堆里造成巨大的浪费和污染。我们在前面章节里也谈到，有些塑料的彻底自然降解可能要上千年的时间。

父母们所面临的挑战是限制给孩子和自己买东西的数量。我们经常会毫无计划性地购买一些小玩意儿，可是大多数的时候，我们常常买到一些孩子们不需要甚至是不太喜欢的玩具和衣服等（或者有一些是他们当时需要或喜欢，但很快就厌倦了）。这些东西乱七八糟地堆在家里，聚集了大量灰尘和其他过敏原，其中还含有很多有害的化学物质，这些都会增加有害物质的吸入风险（2007年，美国发生了由含铅涂料而引发的托马斯小火车事件和相应的玩具召回风潮）。到现在，我的女儿已经6岁，可家里还有一个房间堆满女儿小时候的玩具，仅仅是那些各式各样的芭比娃娃就有几十个之多。每次当我看到这些女儿的宝贝时，我还能够很清楚地记得当年初为人父的狂喜，总是毫不犹豫地买下所有女儿喜欢的玩具，仿佛我那付钱的速度可以证明我对女儿的爱的程度。可是，现在回想起来，我却为这种浪费而感到沮丧，更不用说因为找房间放这些东西而产生的焦虑。好消息是，我和女儿已经达成协议，我们已经开始适当地缩减她的玩具保有量和将来的愿望清单，当然女儿上学以后，对玩具的兴趣也自然下降了很多。现在，如果女儿想买什么东西，都会主动和我商量，我们提前计划玩具和其他物品的数量及将来的处置方案。

我知道，我说的话在很多新手父母听起来可能很煞风景或者很不以为然，你可能会觉得多买几个玩具也没什么大不了的。但是，对长远的家庭规划而言，买得少而精绝对是一个便利又实惠的好方法。而且要尽量避免购买那些可能会危害孩子成长、身体健康的东西。去商店之前，先问问自己为什么要买。你想要买吗？你的孩子需要吗？还是营业员让你的孩子觉得他（她）真的想要而且需要这个东西？不管怎样，我有一些建议和心得，希望可以帮你的孩子安全地玩耍。

第一步　选择不含聚氯乙烯的玩具

许多廉价的、五颜六色的玩具所使用的塑料，尤其是聚氯乙烯（PVC）塑料会向空气中释放有毒气体，会让孩子们有吸入的危险。柔软的塑料玩具问题更大，像橡皮鸭、塑料书、塑料小汽车、充气人偶、洋娃娃以及很多认知玩具等，往往含有邻苯二甲酸盐，这种塑化剂可以使塑料变得柔软而富有弹性，也应用在很多塑胶地板和游戏垫等塑胶产品中。研究表明，邻苯二甲酸盐会干扰动物体内的激素，而且当孩子们吸咬玩具时，邻苯二甲酸盐很容易析出，并进入孩子体内。

我们需要小心邻苯二甲酸盐的另一个原因是，用邻苯二甲酸盐制成的玩具也可能含有铅，因为这类塑料中会加入铅作为化学稳定剂来保持其形貌。当孩子们把玩具放在嘴里或在玩耍时舔自己的手时，就会暴露在铅污染的危险环境之中。

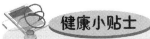 **健康小贴士**

如何清理沾满浮渣的浴室玩具？

浴室玩具，尤其是底端有洞的浴室玩具是细菌和霉菌的滋生地。你可以将浴盆玩具中的水挤出来，或是用网兜将它们悬挂晾干，也可以将它们放在洗碗机中，或是浸入食醋和热水按1∶3比例勾兑出来的溶液中，每周一次。然而，那些挤压可以发声的玩具通常由塑化剂邻苯二甲酸盐制成，应尽量避免使用。孩子在浴盆中玩碗、勺子、密封硬塑人偶这类更安全、细菌不易滋生的东西也会很开心。

如何避开聚氯乙烯？首先，你需要识别聚氯乙烯，这件事说起来容易，但做起来难。你可以在包装上的三箭头再循环利用标志附近找一找数字#3或是PVC字样；或是在包装上寻找"无邻苯二甲酸盐添加"或"不含塑化剂"等字样；如果玩具闻起来和新浴帘一个味道，那么它很可能含有邻苯二甲酸盐。你可以随时拨打制造商的客户服务热线，或登录他们的网站，调查他们使用的材料。幸运的是，越来越多的制造商开始弃用聚氯乙烯和邻苯二甲酸盐，目前很多知名的玩具生产商已经做到无塑化剂邻苯二甲酸盐添加，其中包括宜家、乐高、嘉宝、Fisher、小泰克、Early Start、Sassy以及Tiny Love。

安抚奶嘴与固齿器 因为不是所有的宝宝都有不停吸吮的习惯，所以是否使用安抚奶嘴取决于你、你的儿科医生和婴儿自身。然而，大多数宝宝在三四个月大的时候，就开始把东西胡乱塞到嘴里，这既是他们缓解牙龈疼痛的一种方式，也是探索世界的一种方式。因此我们能做最好的事就是确保他们吸吮的东西不会带来伤害。

选择透明的硅胶奶嘴而不要选择黄胶奶嘴，因为黄胶奶嘴可能会含有有害的化学物质。一些固齿器由聚氯乙烯（3#）制成，尽管美国消费品安全委员会已经要求美国生产商们去除婴儿奶嘴以及3岁以下儿童使用的固齿器中的邻苯二甲酸盐，但一些生产商并没有遵守这一规定，其中就包括智高、Gerber、Sassy、孩之宝（儿乐宝）以及美泰（费雪）。我们国内的情况就更不用说了。

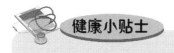
健康小贴士

让孩子远离钥匙

大多数的黄铜钥匙中都含有铅，而铅元素会通过手传播到嘴里。为此，确保孩子们在接触过钥匙或是在你的包包里找过钥匙之后彻底清洗双手。

塑料包装 2007年，美国有一项针对聚氯乙烯包装进行的国家级研究，研究对象是用来密封包装玩具和电子产品的透明塑料，而研究结果显示，接受测试的样品中有60%含有有毒的重金属，其含量水平违反了美国19个州的限制标准。在我国，PVC包装的使用更加普遍，并且缺乏监管，情况也糟糕得多。幸运的是，越来越多的大公司已经承诺要淘汰聚氯乙烯包装，并开始使用更环保的包装材料。如需了解更多信息，请自行上网查阅相关内容。

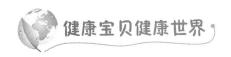
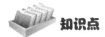
知识点

到底什么是聚氯乙烯?

聚氯乙烯是一种生产材料,用其制作的产品无所不包,从奶嘴、水壶到玩具、浴帘和乙烯基地板,尤其常被应用于#3再循环塑料中。聚氯乙烯由氯乙烯单体合成,而氯乙烯是可燃气体,也是众所周知的致癌物,聚氯乙烯释放出的氯乙烯气体,会被人体吸入造成健康隐患。当聚氯乙烯与邻苯二甲酸盐融合时,会变成软软的、黏黏的塑料,而这种塑料常被咀嚼或吞咽。研究显示,一些邻苯二甲酸盐类会引起动物体内的激素紊乱。减少孩子的塑料玩具,以减少他们和邻苯二甲酸盐的接触机会是我们能做的最简单不过的事情。目前,至少14个国家和欧盟已经禁止将邻苯二甲酸盐添加到3岁以下儿童使用的玩具中。美国的加州刚刚颁布禁令,其他州也有望紧随其后。我国目前还没有禁止塑化剂的使用。

第二步 玩具无铅化

近期,令人担忧的新闻报道使得一些玩具被召回。在美国,仅2007年的前9个月里,就有超过50个产品因为潜在的铅危害而被美国消费产品安全委员会召回。其中,许多召回是针对一些大型生产商的,例如,费雪、美泰以及迪士尼,而且所有受污染的产品都是在中国或其他亚洲国家生产的。所有事件中的罪魁祸首都是颜料和涂层中的铅元素。令人担忧的是什么?如果这些铅被吞咽或吸入,会产生毒性,而且如果6岁以下的孩子接触到铅元素,会导致学习困难、记忆力减退,甚至是注意力缺失症(ADD)。不幸的是,铅元素的毒性所产生的影响是无法挽回的。

不过,消费者很难了解到哪些玩具是有害的,直到一宗大规模的召回事件被公布出来,这一情况才被关注并有所改变。被召回的产品更是五花八门、大小不一、形状各异,从私营小商店到大型连锁店均有销售。那么,父母该做些什么呢?

以颜色为线索　如果玩具的表面上了色,就要检查一下其原产地,通常原产地会标在玩具底部。如果玩具是在中国或印度生产的,那么你就需要重新考虑一下要不要把它们买回家。作为中国人听上去真的很难让人接受,但事实就是如此。

不要给孩子年代久远的玩具　老式卡车和洋娃娃的颜料很可能含铅。

使用家庭铅含量测试工具包　如果你依然感到担心,在化学试剂品商店或网上买一套便宜的家庭铅含量测试工具包吧。尽管这些测试不能做到百分之百精确,但还是有指导作用的。

打电话给医生　如果你认为孩子玩耍用的玩具或是饰品含有铅,可以到医院做一个血铅检测。

还有疑虑,就扔掉!　如果实在对有些玩具过度疑虑,就干脆扔掉它吧!

好消息是,当今世界上主要的玩具生产商和零售商已经开始行动并做出保证,在玩具上架前会加强检测标准,各国政府也已经开始着手对提高安全监管这一议题进行处理。

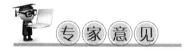
专 家 意 见

玩具是否安全?

因颜料涂层含铅而导致的近期召回事件中涉及的所有玩具都产于中国。事实上,在世界上所有的玩具中,有80%都是中国制造。我们这些中国的父母怎么能确定孩子所玩的玩具是安全的呢?

各国的玩具安全标准确实是存在的。美国联邦法律规定,玩具所使用的颜料和涂层中含铅总量不能超过万分之六(即0.06%)。不幸的是,事实上美国联邦法律并没有规定要在玩具出售前检测其是否符合标准。而且，这套标准是针对颜料和涂层设置的，而不是针对玩具本身。铅也可能存在于其他成分中，如常被用来制作很多玩具的聚氯乙烯塑料。美国况且如此，中国就更不用说了，我们有幸生活在这个生产全世界80%的玩具的国度里，可是针对铅含量的质量标准和监管措施却少得可怜。

不过市场上还是有很多天然无毒无害的玩具。一些国外生产商制作生物塑料玩具（提取自玉米），不使用颜料和涂层，乐高就是其中一例；或是生产使用植物型着色剂的玩具。在网上找出"天然玩具"零售商，虽然这不是一个法定名称，但是这类玩具的制作者常用植物型染料替代石化颜料；使用木材（典型的可持续性材料）或未经加工的有机纺织品等。如果可能的话，多看看玩具产品标签中生产商在安全性和质量方面的具体说明，可以了解一些制造商如何保证他们符合质量安全标准的信息。再看一看产品的产地，的确让人很难以接受的是，我个人还是推荐产地为欧美等地的玩具。此外，看一看包装上标明的材质，如果你发现有"氯乙烯"和"聚氯乙烯"字样，最好不要买。

第三步　选择持久耐用的玩具

不管你是在给孩子买他的第一个玩具，还是在堆满聚氯乙烯玩具的儿童房里试图修复那些破损的塑料玩具，你真的应该先为家里的玩具做一个理性的评价。由于孩子们经常会被那些大量生产、工艺粗劣的玩具生产商所使用的轰炸式的市场营销手段所诱惑，所以父母们要负责任地为孩子们选择那些外形好看而且质量好的产品，这些产品都是由可循环再生的、有机的、无毒的材料制成，这些材料会使地球和我们的孩子都受益。当你的亲朋好友出于好意，将这种材质的玩具送给你时，你当然可以更泰然地接受。

木质玩具真的好 未经抛光的实木玩具对孩子而言是完全健康的，而那些使用了无毒的颜料和抛光剂的木质玩具则可能只会释放少量有害化学物质。像亚麻籽油、胡桃油或是蜂蜡这类自然抛光剂，既美观又耐用。像夹板、刨花板这类压缩木材或人造木材中含有胶水，会释放出有毒气体，因此相比之下实木要好得多。同样，你要寻找用再生木材制成的玩具，随着儿童精品店兴起了一股复古玩具热，再生木制成的玩具在越来越多的地方都能买得到。天然木制玩具比塑料玩具价格更高，但更耐用，可以被放在家里保存好多年。

健康的纤维 孩子们喜欢抱着的那种软软的、毛茸茸的玩具越来越多地使用有机棉、麻、木材以及无毒染剂。如果你的孩子要抱着她的填充兔玩具或是和它一起睡觉，你就应该考虑那些天然纤维的毛绒玩具。因为传统的填充毛绒玩具或柔软织物做成的玩具可能含有阻燃剂、石化染料和泡沫填充。再想想，非有机棉布产品消耗的杀虫剂和农药分别占了几乎全世界总使用量的1/4和10%。在另一方面，有机纤维加工过程中则不需要化学肥料或杀虫剂——如天然羊毛则是天然的阻燃剂。同时，也要尽量使用那些由再生材料制成的洋娃娃和动物填充玩具，标签上会标明。

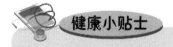

健康小贴士

做杜威式的父母

约翰·杜威是一名哲学家和倡导进步改革的教育学家。他认为，人应该凭借无组织的探索，做到"做中学"。日常生活中的物品就能成为很好的玩具，可以留给孩子们更大的想象空间，并让孩子们通过前额皮层（大脑的游戏室）进行抽象思考。比如说，可以把碗、餐具、烘焙用具混在一起作为玩具或是发声器。蹒跚学步的孩子喜欢把各种东西摆成各种不同的形状。纸巾桶、纸袋还有硬纸壳箱都可以很容易地被装饰或变成衣服、车、房子以及其他的各种东西。回收旧的杂志和宣传小册子，帮助你的孩子把它们剪成孩子们喜欢的形状，并用胶水粘成拼贴画等，都是很好的创

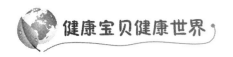

新型玩具，这还能培养孩子们的动手能力。

对于大一些的孩子来说，不要忘记一些基础的东西，如弹珠、编织、木工活、科学实验和自然探索。在这样一个高科技时代，很多新奇有趣的活动都被人们遗忘了，但是这些都值得被重新找回来。相信无论是60后、70后还是80后的父母都还能够依稀记得儿时的那些简单而快乐的游戏。木制积木、三轮车、纸飞机这些老式玩具要比现在的花花绿绿的塑料电动玩具更能锻炼我们的头脑和手脚，捉迷藏、丢沙包、老鹰捉小鸡这些简单、健康的游戏也更胜过孩子们爱不释手的iPad和其他电脑游戏。

第四步　收集一套健康的婴儿套装

在宝宝出生后的最初几周里，他/她需要的可能就是尿布、贴身内衣、一个襁褓毯子或睡袋，还有一些睡衣。

尿布　一个孩子成长过程中平均要换5000～8000个尿布。不管你决定用布尿布还是一次性尿布，都会产生深远的影响。一次性尿布是由纸、塑料和有吸收性的胶体制成的。一次性尿布大多不可降解，几十年来形成了大量的塑料垃圾。据环境保护局估测，每年会产生3600万吨塑料垃圾。很明显这是对环境的破坏，但是，对婴儿来说，父母们更关心的是一次性尿布是否不利于健康呢？

一次性用品中含有的化学物质也出现在女性卫生巾中，在20世纪80年代就已经被禁止了，但是直到今天仍继续被使用来提高吸水性。一次性用品还会释放甲苯、二甲苯和苯乙烯等气体。与成年人相比，婴儿身体每千克重量需要呼吸的空气更多，因此更容易受到有毒污染气体的不良影响。在尿布中的化学物质如何影响婴儿健康这一方面鲜有研究，但是不管接触哪种化学物质，我们都应该谨慎小心。

布制尿布是一种经得起时间考验的环保选择，近几年出现了许多尿布服务商店。但是对于许多父母而言，布制尿布的使用程序成了一种挑战，很难获得也不易清洗，而且还会消耗大量的精力和水（尽管大家都知道，布制尿布可以重复使用，降低对生态环境产生的影响）。

值得庆幸的是，现在有几种可生物降解的、不含氯元素的一次性尿布品牌可供使用。还有一些环保品牌，如gDiapers系列的尿布，把一次性尿布和可重复利用的布尿裤结合。还有许多父母会把布尿布和一次性纸尿布混合用，但不管怎么样，只有通过不断试验，你才能找到让自己最安心、宝宝最舒适的尿布。

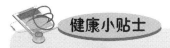
健康小贴士

纸尿裤回收系统

如今市场上流行一种豪华的尿布自动打包系统，可以用自身附带的塑料袋将脏的尿布包起来，成为一个个独立包装的塑料袋，防止臭味的散发。这在理论上听起来真的不错，而事实上，过不了多久，这些尿布包很快就会开始发臭。而且，制成小桶的塑料本身就含有有害化学物质，更不用说里面的塑料袋。为此，请为自己和孩子做件好事：把尿布扔到普通的垃圾桶中。

或者也可以把一个盖子密封效果好的小金属罐，放在婴儿床或料理台旁，把尿布扔进桶里，并天天清理。使用一段时间后，在决定直接扔掉金属罐之前，请别忘了清理其中的垃圾，完成后洗手。

襁褓毯（蜡烛包）　婴儿在出生后前3个月里，会觉得被包裹得紧紧的会很舒服，就好像在子宫里一样。儿童健康顾问将这一阶段称为"第四个三月期"。尽管孩子们在医院育儿室时会照例被包好，但一到家，许多家长就不会这么做了，他们不知道婴儿是想念子宫的包裹保护，反而为婴儿四肢乱动而感到烦恼。你要在婴儿套装中增加的一件东西就是一块大的方形毛毯，新手父母可能对蜡烛包完全不能胜任，也可以去买那种有魔术

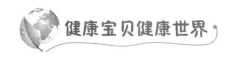

贴扣的婴儿褛褓毯，简化包裹的手法。如果可以的话，尽量选有机纯棉的材料。

婴儿套装　新生儿的套装通常包括一些单扣的套头内衣、婴儿毯、绑腿带、毛巾、睡衣、短袜以及婴儿袜。最好所有的都是未经加工的有机纯棉制作的；婴儿的皮肤非常敏感，所以织物成分越纯越好。

第五步　对衣服的需求

孩子长得很快，衣服穿不下的速度超过了父母给他们买衣服的速度，刚买的衣服很快就穿不下了。解决这个问题最好的策略（既有益于地球，也有益于钱包）就是循环使用"旧衣物"，不管是家人、朋友给的，还是从二手商店或网上淘来的都好。其实，很多轻微磨损的衣服，对你的孩子而言也似乎是跟新的没有多大区别，而且经过不断的清洗，即使是生产过程中使用的化学物质也已经被清除。事实上，合成纤维处理剂常用于聚酯或聚酯混合材料制成的服装，你可以很直观地通过材料的化学气味和顺滑的手感辨别合成处理剂的存在。

别为小羊披上狼皮：有机纤维材料，如棉麻类服装对孩子而言是非常健康的，而且不会给地球环境带来污染隐患。有机羊毛指羊在饲养过程中没有注入人造激素、没有经过化学加工，资源丰富的竹子、麻以及亚麻纤维也是很环保而且健康的材料，不过这些材料制成的衣服价格要比传统材料的衣服贵一些。好消息是，你现在可以在网上、儿童精品店、大型商场找到这类有机材料制成的衣服，渐渐地一些大型连锁超市，如沃尔玛、优衣库等也会见到这类衣服。如果觉得有机天然材料的服装太昂贵或者不容易买到的话，可以考虑买一件有机材料的睡衣，因为毕竟睡衣的使用频率很高，而且睡觉的舒适程度是很重要的。

尽管如此，我们难免让孩子穿些平常的婴儿服装，甚至是人工合成纤维材料的，因为这种衣服更便宜，也更容易买到。不过，新买的衣服一定要先洗一洗，但是不要使用那些虽然标着"婴儿使用安全"却人工加香的洗衣皂，要选择含有纯天然成分而且无氯漂白剂的生态环保清洁剂。

第六步 做个精明的设备采购者

初为人父母的我们会购买大量的东西，却往往超过我们所需要的，如奶瓶加热器、婴儿游乐屋、儿童护栏等。当初没有这些东西的时候，我们的父母又是怎样熬过来的呢？其实很简单。这些东西中的大多数都是必需的吗？当然不是。在买东西之前，先在消费者网站调查一下消费者们的反馈，或者问问周围的人是否有人使用过这种产品。

从健康角度来看，我们的目标就是不将不必要的塑料和泡沫制品带回家，因为这些产品往往含塑化剂、阻燃剂以及重金属。当你把新的婴儿座椅从箱子里拖出来时，你根本不需要专业的设备，刺鼻的味道就可以告诉你这些东西是有毒的。如果一个东西的气味太难闻，你务必把它在门廊或车库里摆一天，放放气味，如果可以的话，时间还可以再长一点。有些劣质的产品往往数周后，还可以闻到刺鼻的气味，一定要当心。

高脚椅 和所有儿童器材一样，高脚椅也受到美国消费品安全委员会的规定限制，而我国对此项规定却是缺失的。如果你想在市场上买一把进口品牌的高脚椅，你可以在国外网站上找一找相关的召回信息。另一件需要记住的事就是：一些有泡沫衬垫的高脚椅可能含有聚氨酯泡沫。其实，你可以从许多环保家居商店或儿童用品网站中找到一些配有天然坐垫的漂亮、耐用的木质高脚椅，有些高脚椅甚至可以变成可调节椅子，这样当你的孩子长大后坐不下高脚椅，就可以把它变成普通的椅子，同时又可以上下调节椅子高度来适应餐桌的高度。

汽车座椅 2007年，美国密歇根的一个环保组织发布了一项研究结

第七章 玩具安全

137

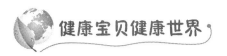

果，其中指出像氯、溴、铅等化学元素可能会从汽车座椅中渗出。在被检测的62个汽车座椅抽样中，有30%含有高浓度的化学物质，两个罪魁祸首就是聚氯乙烯和阻燃剂。在国内，我想这些产品的质量保证就更成问题了。所以，不管你购买的是哪种类型的汽车座椅，都要在院子或户外放几天，让有害气体尽量挥发掉。

摇摇椅和游戏垫　很多妈妈们喜欢在做饭或者忙家务的时候，把孩子放在摇摇椅或者游戏垫上，因为这两种设备会在很大程度上吸引宝宝的注意力。有些妈妈们甚至已经认为这些不可或缺，因为这些东西可以让他们暂时摆脱孩子，还可能会在某些方面起到一些益智的作用。当然，毕竟时代不同了，我并不是建议你总是把宝宝带在身边，尽管科学育婴专家曾建议把孩子带在身边对于现代的父母来说会是一种全新的体验。有些父母们可能在一些育儿书籍中都读到过，妈妈怀抱的轻轻摇动和温暖会对孩子起到镇定作用。如果你一定要购买这两件婴儿设备的话，我建议在这样做之前需要仔细地思考以下两个方面：其一，两种设施都是由大量的塑料制成的，而正如你所知道的，将塑料拿出盒子后的一段时间，会释放出有害气体；其二，你的宝宝还会吸咬一些塑料玩具。所以，也许最好的折中办法就是使用二手的玩具。当你使用完之后还可以继续通过转售、捐赠、免费回收的形式把玩具传递给别人。

婴儿床和床垫　几乎所有传统床垫所使用的材料都含有有害或有潜在危害的成分，比如阻燃剂和甲醛。如果可以的话，选择用棉花、羊毛或者两者混纺制成的环保床垫，同时考虑使用天然木材制成的婴儿床。

第七步　用更环保的美术用品

很多孩子会有一些工艺制作及美术的爱好，但很多的工艺美术用品，甚至是那些宣称面向孩子的，都潜藏着一定的健康危害，例如陶瓷釉中的铅和胶水中的有害溶剂。法律没有要求公司列出这些危险成分的清单，只是要求他们在误食警告等方面标注出产品是否有严重危害及相应的处理措施。

为了使消费者安心，许多美术工具生产商都争取得到一些非营利性专业组织所颁布的认证证书，并自愿让材料接受独立毒理学的安全评估。但是，这些要求并非必需的，在父母们选购产品的时候也无法得知这些信息，对有害成分更全面的公开之前，我们所能做的真的很有限。

阅读标签　对于大多数父母而言，可能我们唯一能做的就是阅读标签，尽量不要选择那些有禁止儿童使用的、有警告标识的产品。尽量寻找出那些"气味小"的产品，包括记号笔、钢笔、涂料等，气味是除标签外我们很容易判断的指标。如果一个产品写着"危险""警告""小心"，或是"误食有害或致命"等字样，那么这就是让人谨慎选用的明显信号。

如果你依然很关心某个特定产品中所含的化学物质，也可以尝试联系生产商或销售商，索要物料安全数据表（MSDS），其中会列出有害成分和潜在危害。

让小艺术家们清洗干净　孩子们总会有意无意地把东西放到嘴里。当他们结束了自己的大作后，要让他们好好地洗手、洗刷子等。

蜡笔与粉笔　美国西雅图邮讯报在2000年发表了一项调查研究，研究显示大多数的蜡笔中均含有石棉。好消息是，在该报道发表之后不久，石棉被禁止在这些产品中使用（石棉并不是蜡笔的原料成分，而是滑石粉中夹杂的污染物，滑石粉用来作为蜡笔硬化剂）。但在我国，相关的调查研究和质量标准还相对落后。另外，大多数的蜡笔都以石油为基础原料，但是现在你也可以买到以大豆、蜂蜡等天然原料为基础的蜡笔。

粉笔要尽量选择无尘粉笔，因为粉笔灰会很容易被吸入肺部，对健康造成损害。

优质胶水　有些劣质胶水容易释放有害的挥发性有机物。在我们这一代还是孩子时，经常用到那种用来修补自行车轮胎的橡胶胶水，这种胶水非常黏，其中含有一种神经毒素——乙烷。现在的孩子们大多使用环保胶水或者糨糊，与其他胶水相比更加安全，而且不易粘在皮肤上，容易清洗，也不易被吸入，这些可以在网上的环保工具店里买到。

环保黏土　橡皮泥是很多孩子们非常熟悉而喜欢的玩具，有些产品也被冠以无毒环保标签，然而它们却大都由经邻苯二甲酸酯软化过的聚氯乙烯制成。对此感到担忧的父母们可以在环保玩具店找到由蜂蜡制成的天然橡皮泥，或者干脆给孩子做个面团吧。

 自己动手

环保橡皮泥

孩子们喜欢在指缝间挤压软软的橡皮泥，并且捏出他们喜欢的各种形状。这是很好的游戏方式，但要让他们穿上工作服，并且在容易清理的地方玩这些东西。我们可以在家里很方便地为孩子们自制一些面团来代替那些充斥各种有害人工色素和香料的商业化橡皮泥玩具，制作方法真的再简单不过。

几滴天然食物或果汁色素（或者干脆不需要色素）

1杯水

1杯淀粉

将食用色素加入水中，并在碗里与淀粉混合搅拌。然后，孩子们可以像和面一样用手挤压或是揉搓这种糊状物。注意将这些面团保存在有盖子的容器中，如果干了可以加水软化后重复使用，不过要注意发霉。

对孩子安全的颜料　坚持使用水性的颜料，因为它们不含会释放VOC的有害溶剂。油画颜料也应该是使用可溶于水的油画颜料；寻找有核准产品标签的合格颜料。清洗刷子时，把刷子沾一些肥皂，然后用清水而不是松节油类有机溶剂清洗。

钢笔与马克笔　选择"气味小"的而非发出臭味的马克笔，因为后者可能会含有强效溶剂。尤其是标有"永久性"或是"防水"的写字工具会释放出高浓度、易吸入的有害气体和污染物。就白板笔而言，还是要选择气味小的。避免使用有香味的马克笔，因为它可能会让孩子吸入，甚至是品尝它的味道的冲动。

 DIY

超级安全的自制颜料

1/3杯皂片与1/2杯热水融合

1杯淀粉

1/3杯冷水

几滴果汁色素

把手工皂切或削成片状，然后将1/3杯的这些皂片溶化在1/2杯的热水里制成皂液，再将皂液与淀粉和冷水混合在一个碗里。然后，充分搅拌成黏稠状后，分装到不同的小碗里，再添加不同的天然果汁颜料制成不同颜色的颜料。

自制果汁染剂　从纸张画到身体彩绘画，这种天然染料几乎无所不能，而且制作它们的过程本身就很有趣。用各种食物都可以试试看，来看看是否有效，包括蓝莓、红皮洋葱的皮（紫色）、蔓越橘和甜菜（红色）、姜黄根粉末（黄色）或者是辣椒粉（红色）和咖啡（棕色）等。将1/4杯有颜色的食物和两杯水混合在一起，小火炖约一小时，降温、干燥后使用，把它们直接加在颜料或是橡皮泥里就可以，绝对天然。

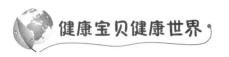

第八步 让学校生活更环保

孩子们一天在学校的时间超过8个小时（或更多），所以要保证他们在活动过程中尽量不要接触到有害的化学物质。

首先是循环利用 每个学年，孩子们都会要求买新的书包、午餐盒以及笔记本等。虽然返校前的购物仪式很令人兴奋，但是如果你已经有了足够的文具，而且孩子原有的一些文具也都还不错的话，那么至少试一试继续使用旧的东西，并尽量回收利用你能回收的一切。

选择更安全材质的书包 许多背包都是由聚氯乙烯制成的，而聚氯乙烯这种材质是不安全的。你倒是可以购买尼龙或聚酯材料的背包，来避免接触上述化学物质，你还可以找到一些耐用且可再循环材料制成的背包，例如循环使用帆布背包或是皮包也是很好的选择。

寻找更环保的文具 寻找那些回收利用过的或是可回收利用的无化学添加的产品。如果是纸的话，可以选择经过去氯加工的，或者是由可再生利用材料制成的完全无氯的纸张产品。教会孩子循环使用用过一面的纸张或者笔记本的反面。你还可以在一些工具店或是超市里找到可循环利用的活页夹和笔记本，这样每次只要更换里面的内页就可以了。

让铅元素远离午餐盒 大多数的午餐盒都是由乙烯基塑料制成的。环境健康消费者监察组织2007年的一项研究显示，许多午餐盒的含铅量都超标。自该报告发布之后，许多生产商都开始着手改进他们的产品，并提供更多的安全测试和报告体系。但如果你无法找到无铅商标，最好还是使用金属或者是玻璃等安全材料制成的午餐盒。

调低电子产品的声音

许多孩子的玩具都可以靠电池说话、发光或者是唱歌。相信很多家长们都有和我一样的经验，到处翻箱倒柜地寻找一个在玩具箱某处不停地疯狂说话的猴子，或者是突然从玩具箱里发出一阵音乐声，甚至有些时候宝宝们也会看着玩具发声发光而感觉莫名其妙。生产商们可能会说，这样的玩具能够对孩子有刺激和教育作用，然而这样的解释在很大程度上也是没有科学依据的，因为玩具甚至教具反而是越简单越好，这既是有效的教育方法的需求，同时也是宝宝健康的需求。

在美国，每年大约销售30亿块电池，用于安装到收音机、电话、手表、玩具、笔记本电脑以及便携式工具上（美国环境保护署，2006）。

另外，电子产品也不可避免地要使用塑料，并依靠电池运作，而电池也有自身的问题：会泄漏有毒的酸，灼烧孩子的小手；当电池被用尽，扔在垃圾堆时，他们会向土壤和地下水渗出污染物。如果买电子产品，就选择可以充电的或者能再回收利用的电池，或者是利用太阳能的玩具。

现在，孩子们使用电脑的机会越来越多，上网的次数比他们系鞋带的次数都要多。而许多电脑的材料都含有阻燃剂，所以如果你要买一台新电脑，一定要买符合环保局的电子产品环境评估工具（EPEAT）检测的电脑，这套评估工具建立在欧洲标准之上，其中有51条环境标准，包括对镉、铅、汞以及阻燃剂的限制使用。

 再支一招

建议朋友间或社区可以开办一个玩具和书本交换俱乐部，和其他父母聚在一起，开一个交换派对。大多数孩子都不在意玩具是不是二手的，他们只是很兴奋能得到一些不一样的东西。然而，你可能需要邀请一些和你拥有同样教育理念和环保意识的人，这样你就不会收到那些含大量聚氯乙烯的玩具或是其他你不想要的东西了。

如需更多更安全的新玩具，我还是建议去玩具反斗城这类大型的玩具零售商，尽管他们也会出售含聚氯乙烯的产品，但其中的大多数品牌，如美泰、费雪这类主流生产商，他们生产的产品还是有一定保障的，那些地摊上的塑料玩具千万不要买，切记啊。

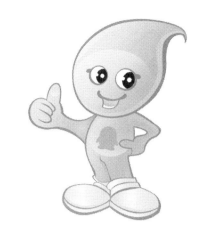

第八章

环保家装

——打造一个健康安全的家

很多人都对改造自己的家不知疲倦，还有越来越多的家装节目教你如何自己动手，使用各种DIY工具，刷漆、安装各种架子，或者改变房间里的每一盏灯具等。这种家居DIY的风潮似乎为我们增添了更多的生活乐趣和便利，但也意味着我们居住的家将成为一个永远也无法完工的工地。改变客厅的油漆颜色，重新装修孩子们的卧室，更换俗气的老厨房橱柜，重新给浴室贴瓷砖，搭建一个露台，这什么时候是个头啊？有些人喜欢自己动手，另一些人可能更喜欢交给装修公司去做。但无论哪种方式，家装始终是为了舒适、高效、便利和卫生，当然也可能是为了和邻居攀比，同时还有一点也很重要但往往被忽视，就是要尽可能在成本支付得起的前提下使家居环境更健康、更安全。我认为，每一次我们对家的任何改变，无论从家具到地板、油漆、床单、各种装修材料，都应该尽量做到不同程度地、不断地改善室内空气质量，降低有害材料的使用并降低能耗，给予我们一个真正意义上的健康温馨的家。

本章将以一些可以实现显著回报的小变化为开端，然后介绍更大规模的家装时需要注意的问题。特别是对于健康装修和绿色建材方面，我会为

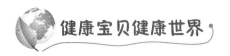

你提供一些有用的建议。

第一步 健康睡眠

我们的一生大约有1/3时间在睡觉，显而易见我们最该做的事是做些对我们睡眠有益的事情。首先，使用天然材料制成的床垫，如有机棉、羊毛或棉毛混纺材料等。有没有想过为什么很多床垫要标明防火规范的标签呢？这意味着它含有阻燃剂和其他化学品。不同于有机材料的床垫，这些床垫里的聚氨酯泡沫会随着时间的推移而逐渐分解，并释放出刺激呼吸道的有害成分，引发健康隐患。而有机床垫是不含这些人工合成材料的，包括阻燃剂和防水剂等。建议还可以选购天然乳胶类床垫，因为这些床垫可以抑制尘螨和细菌、污渍，并且防水。但需要注意的是，乳胶可能致少数人过敏。如果你的家人有这样的经历或家族遗传史，请远离乳胶。关于易燃性问题，羊毛是一种满足消费者产品安全委员会标准的天然阻燃材料。

天然纤维和有机材料床垫确实很贵，通常需要8000～15000元，但一个好的床垫绝对物有所值，不仅健康安全，而且可以使用很长时间，有些厂家保证产品能至少使用20年。如果还是觉得太贵，可以首先考虑孩子的床垫，先为孩子选购一款天然材质的婴儿床床垫，因为从宝宝降生开始，一天要睡14～16小时，甚至更多。这些婴儿床垫约2500元，尺寸大些的儿童床垫约5000元。

床褥 如果你还没有准备好购买有机材质的席梦思床垫，也可以将羊毛褥（天然和阻燃）铺在床垫上，这样也可以做到床和人的健康接触。羊毛天然又防潮，对孩子的床来说，是一个很好的选择。不要为一岁以下的婴儿放太软、太厚的床褥，以免造成婴儿窒息甚至猝死。

床上用品 选购未经漂白和染色处理的有机棉或其他环保的天然纤维制成的床上用品，如亚麻、大麻和竹纤维的都不错。任何材质的床单、毛毯、床罩和被子都可能含有平整剂、柔顺剂、防污剂和防水饰面剂等化学成分。有机和天然面料的床单也可以有鲜艳的色彩和图案，且由无毒的染料制成。如果你不确定这些图案染料是不是天然无毒的，也可以尽量选择白色或浅颜色的。新买回来的床上用品，务必先清洗，去掉生产残留物之后，再把新床单铺在床上。

枕头 强烈建议选用天然的填充物，如羊毛、羽绒、木棉、荞麦（防螨）或有机棉。市面上大多数的枕头常常塞满了聚酯纤维，并且经过化学处理。试想一下，你真的想把自己的脸放在这堆人工合成的化学品上面吗？无论这些材料被标榜多么的高科技，事实是这些合成材料往往会引发哮喘和过敏。枕套要尽量选用高支数的防过敏产品，可以阻隔尘螨的进出。

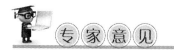

阻燃剂的健康风险

在过去的30多年中，数亿千克的溴化和氯化阻燃剂被应用到家具、地毯以及与我们有亲密接触的其他日常用品中。现在，经测试研究发现，几乎每一个美国人体内都存在阻燃剂，而且婴儿体内检测出的含量更高。婴儿特别容易受到这些化学品损害，因为他们喜欢满地乱爬，更多地接触地板油漆、家具和地毯等这些经过化学处理的表面，而且喜欢把任何东西都放进嘴里，所以也就更容易从口中直接摄入这些有害化学品。婴儿还会从母亲的乳汁或者通过胎盘吸收这些化合物。据科学家介绍，北美的女性体内含量最高，母乳中阻燃剂含量是欧洲和亚洲女性的近10倍。检测到的化学品包括已经被禁止的有害化合物，如多溴联苯醚（PBDE）和那些仍然合法生产的产品，如十溴二苯醚等。最近的研究显示，阻燃剂可致癌，还与很多疾病高度相关，如先天畸形、自闭症、甲状腺疾病、多动症、学习障碍、注意力缺陷障碍和其他许多令人不安的健康隐患问题。

幸运的是有一个好消息。许多家具和地毯公司在生产耐烧性产品时，不得含有这些化学品。大多数使用涤纶织物的混纺，只能在短时间耐热；即使是棉、人造丝和亚麻，都无法抵抗火灾。可以使用30%聚酯纤维编织成耐火的产品。

此外，美国22个州已经通过防火型卷烟的法律，让香烟在5分钟内自动熄灭，而其他州也有望效仿这一举措。因为多数家庭火灾都是源于香烟，相关法律可大幅度降低家庭火灾的风险。此外，一些卷烟公司已经改产防火卷烟。

为了避免接触有毒化学品，消费者需要向零售商询问新的沙发、椅子、地毯或窗帘是否含有阻燃剂。有时候，看新沙发或地毯下面的标签，就很容易弄清楚。如果标签中提到可燃性标准，很可能是使用了化学品。如果零售商一直没有作出回复，那就考虑换一个吧。众多创新的制造商使用更环保的化学物质或天然耐火衬里，如羊毛、密集的泡沫和它们的内部"绿色"防火屏障。

解决消防安全不应该以毒害我们的孩子和牺牲环境为代价，尤其是存在很好的替代品的时候。

第二步　丢掉地毯

考虑到孩子们花大量时间趴在地上，或者干脆在地板上爬来爬去，所以家里地面的材料就对他们的健康有至关重要的影响。传统的地毯散发出的有毒气体，如防尘涂料和胶水等，可以导致头痛和呼吸困难，甚至可能导致长期的健康问题。此外，所有的地毯里都藏匿着灰尘和其他过敏原物质（如宠物皮屑、真菌孢子、细菌、霉菌和尘螨的粪便等）以及像杀虫剂等从户外带入家中的化学物质。即使是再能干的家庭主妇们也往往面临地毯清洗的困难，特别是地毯清洁剂本身就是一些有害的化学品。

所以，硬面地板对家人健康来说是更好的选择，且种类很多。但是，如果你特别喜爱地毯带给脚丫的那种柔软感觉，也有很多健康环保的选择。

天然材质地毯 天然纤维地毯由不含农药的羊毛、棉花、黄麻、大麻、椰壳、玉米皮、椰子纤维、高品质编织蚕丝和其他天然材料制成，易于拆卸清洗，可以暴露在外部空气和阳光下。地毯不仅可以提供温暖的感觉、控制噪音，相比硬地板来说当然更舒适。老式手工地毯是另一个很好的选择，因为这些地毯大多由纯羊毛手工制成，不含合成化学品。

最好的地毯是由未经化学处理的羊毛或驼毛制成的，尽量避免选择那些由合成泡沫、发泡橡胶或塑料衬垫制成的地毯或地垫产品。

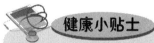
健康小贴士

新地毯一定要晾几天再用

如果你购买了一个新地毯，有条件的话让卖家或商店在发货前打开包装放在仓库里晾一下，至少通风3天。实在不行，至少在收货时打开包装，放在阳台或车库里通风3天，以便挥发掉有害的合成化学气体。地毯安装或铺设好以后，也要注意经常开窗通风。

挂毯 如果你真的偏爱那种铺满房间墙壁的挂毯，同样建议你选择由天然纤维，如有机羊毛制成的、未染色或使用天然染色纤维和无化学饰面制成的挂毯。挂毯尽量用钉子固定，避免用胶粘合，实在不行也要尽量使用水基胶粘剂。

另一种用途广泛、充满创意的选择是拼图地毯，选择由可再生材料制成、排放少量污染物的产品。这些小块的地毯可以组合成任意尺寸的地毯区域或覆盖整个房间。不需要胶水，很方便施工，而且可以轻易地拆装，更容易清洗，从而也避免了大剂量清洗剂的使用。

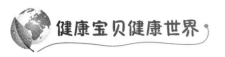

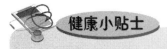

乙烯的危害

很多合成材料地毯含有大量有害物质，比方说乙烯基地板，材质为PVC，会散发如甲醛等有害化学物质，对健康造成隐患。然而，安装多年的乙烯基地板会好一点，因为释放的气体会随时间减少。

如果你正在装修，可以考虑以下几种无毒环保的硬面地板：

· **硬木地板**　那些对化学物质过敏的人来说，硬木是最佳的地板材料，方便打扫，可以使用扫帚或真空吸尘器、拖布等清洁。然而，购买新的木地板会造成森林砍伐，为此，有些环保人士倡导用回收木材制造的地板，有许多公司专门从事从旧建筑和老房子里回收老硬木，有些价格不菲。

翻修或保养老的实木地板时，尽量使用水性的漆面或上光剂，而尽量避免使用传统的聚氨酯类保养化学品。

· **竹子**　绿色天然材料，竹子是传统木地板的超级替代品。它很耐用，比大多数硬木地板更硬，更便宜，而且可以迅速再生（从种植到收获只需要短短4年）。最重要的是由于它天然的抗菌性能，种植时根本不需要使用杀虫剂，所以材料本身非常安全。当然，制作地板的过程中要保证不使用有毒的胶粘剂。

· **软木**　由地中海橡树皮制成，软木可反复从老树上获取，也属于可再生资源。它由微小的孔洞材料组成，使脚下的地面富有弹性，同时致过敏性也很低，而且表面耐灰尘和宠物毛发等附着。无论是普通条地板，还是拼木地板，都比较容易安装，不需要胶水。

· **天然油毡**　不要误认为是乙烯类油毡，天然油毡是由木屑、亚麻籽油制成的，使用天然颜料染色并以黄麻做背衬。它防水、抗宠物污渍，使用无毒胶水作为黏结剂。

- **瓷砖**　由陶瓷、石材或回收的玻璃制造，瓷砖几乎不含VOC，高度耐用，且容易清洗。

不论你相信与否，混凝土也是一种环保的选择（由可回收利用的废旧副产品粉煤灰混合，属于环保材料），坚硬、美观、易于施工，而且价格便宜。

第三步　使用无挥发、无铅涂料

标准家用油漆会挥发有机溶剂和其他有机化合物。为了防止发霉，许多涂料中都添加有杀真菌剂。油性漆是挥发最多的，所以千万不要用于孩子们长时间使用的房间，如卧室等。传统的乳胶或水性涂料也存在VOC，即使在涂料干燥后，仍会持续挥发，产生异味，在温度升高时情况会恶化。对于大多数人来说，这是种难闻的气味，对于呼吸敏感人群和哮喘患者则是对健康的严重危害。

幸运的是，世界上一些大型涂料企业现在开始生产低VOC，甚至零VOC的环保涂料。虽然这些涂料可能仍然会散发出一些气体，但远远优于传统油漆。另外，刷漆时，务必保持门窗打开，有通风风扇的话要保持空气流通。作业完成后，可能的话，最好离开房间至少一两天。无论油漆的VOC含量多少，孕妇都不宜从事刷漆，或待在刚刚粉刷过的房间，尽管很多年轻的父母都希望在孩子出生前重新粉刷或装修他们的家。

由柑橘类植物、牛奶蛋白和黏土制成的天然涂料，对人类健康和环境都是最好的，因为完全不含防腐剂或杀菌剂，以及挥发性有机物，但是这些纯天然材料的油漆往往相当昂贵。

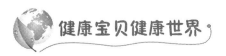
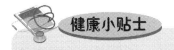

尽量选择浅色油漆

如果低VOC涂料太贵，你不得不选择传统油漆，那么这里的选购窍门是尽量选择浅色漆。颜色越深的漆，挥发性有机物的浓度往往也就越高。

其他墙面材料　除涂料以外，我们还有很多其他的选择来美化墙面，很多环保建材市场提供大量无毒的饰面和墙面材料，包括石灰/黏土墙面处理、玻璃砖、天然沙（石灰和沙子结合）、软木纸、陶瓷和石材瓷砖、天然纤维编织物，如竹芋、竹、香蒲、黄麻、纸编、芦苇、灯芯草、海草或剑麻等，当然对于极其潮湿的房间，有些天然纤维材料可能不是很理想，有些厂家正在生产替代传统石膏板的成品墙板。

很多壁纸，特别是那些便宜的墙纸，并不是由天然的材料制成的，而是工业乙烯类产品，会释放不健康的化学物，再用强效化学黏合剂将它们黏合起来。为此，最好使用非乙烯基天然纸，如有机棉、木纤维或其他再生原料的墙纸，另外墙纸铺装施工时要避免使用有毒胶水或黏合剂。

除铅　老房子的涂料很可能含有铅，而房屋涂料是儿童铅中毒的头号原因。

打磨或铲除旧油漆时，务必采取极端的防护措施。如果你怀孕了，则绝对不能从事此类工作，或身处其中。隐藏在新油漆层下的旧层也仍然可能会释放铅，污染室内空气或土壤。儿童健康专家曾研究纽约铅中毒案例，发现约15%是由家居维修或装修造成的。如果你的房子是在1978年以前建造的，或者油漆剥落、恶化，那么在涂料翻新之前最好测试下铅含量。如果你怀疑家有铅中毒隐患，可以考虑联系专业认证的铅检测机构来评估你家的铅含量。有时那种简易的测试盒还远远不够，因为无法检测油漆表面下层的铅含量。要想检测油漆深层的铅含量，需要使用专业的扫描仪，看油漆深层的成分。

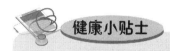

窗台是铅污染的重灾区

由于振动、摩擦以及暴露于户外等原因，窗台及其周边的涂料不可避免地更容易发生剥落。想想看，在你家里，是不是最有可能在窗台发现掉漆现象。由此可见，窗台是铅污染的重灾区。孩子们又特别喜欢在窗前玩，望着外面，甚至干脆就在窗台上玩玩具。这样，孩子们就有大量机会用手接触这些掉落的漆片和粉尘，然后再经过手到口的途径进入孩子们的身体。更危险的是，窗台的油漆污染物会很容易被风吹进屋内，弄得到处都是。因此，解决房子里的铅涂料，窗台要引起特别重视。

第四步　环保家具行动

当你决定把某个家具搬回家时，无论是泡沫填充的沙发，还是实木的亮漆餐桌，都要确保这些家具符合绿色环保的原则。传统的家具成品都会挥发多种有机化合物及其他有害健康的气体到空气中。我们不认为家具一定会造成室内空气污染，但却是我们家庭空气质量的重要影响因素。

环保绿色原则是指使用可持续再生或可回收利用材料，消耗更少的能源和资源，并减少有毒化学品含量。近年来，生态环保家具设计的趋势日趋兴盛，这种回归自然的理念备受瞩目，其中很多作品慢慢摒弃了从前那种嬉皮士式的时髦风格。而且，这些作品往往是手工制作，独一无二，当然价格不菲，但改造你的家也不是一个一蹴而就的过程。再说，还有很多其他的高性价比解决方案，同样可以确保家具不会损害我们的健康。

优质木材　我们不太可能保证家里所有的家具都是纯实木的，很多物美价廉的，我们称之为木家具的货架、橱柜等其实都是"人造木头"，比如我们常说的木工板、胶合板、刨花板等，都含有胶水、甲醛等可致癌物

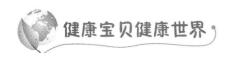
质。但是，我们也无须反应过度，如果有些家具已经在家里放置了很长一段时间，它可能仍然是安全的，因为大部分有毒物质已经挥发掉了。

如果要购买新的木质家具，可以考虑以下这些更环保的选择：

经认证的木制家具 主流连锁家具厂、商店和家装中心的产品都会经环保认证，虽然这些认证不能保证其实木与否，但至少其很多环保指标对我们的健康是有保障的。

再生家具 许多人喜欢旧家具或翻新旧家具，很多实木旧家具的品质是非常好的，而且有些还具有收藏价值。

家具半成品 现在越来越多的人选择去家具厂和橱柜厂定制自己的家具，这样你有权选择低VOC涂料、水性聚亚胺酯染色剂和密封剂，或者安全的植物油，如矿物油、桐油或蜂蜡等。

自己动手封闭有害物 可以自行在胶合板或刨花板家具表面喷涂无毒的密封剂，以防止有毒化学品的释放。但要记得在室外或通风良好的房间戴着面具做这项工作。

DIY

用橄榄油给家具上光

传统的家具上光油往往含有毒化学品，为此可以尝试放弃传统的家具上光产品，改用天然油脂来保养家中的家具表面。当然，植物油未必适合所有家具，所以你最好还是先试涂一小部分，看看效果，否则可能会使有些艺术品失去原有的光泽。

在玻璃或陶瓷容器里倒两杯橄榄油和一小杯柠檬汁，搅拌在一起。然后用柔软的抛光布蘸油擦拭家具，快速反复擦拭直至变得有光泽。等家具晾干后，你就可以欣赏重新光亮如新的家具了。

家具填充物及软装潢 大多数传统家具的泡沫填充物是经过阻燃剂处理的，所以买新家具时，尽量选择那些天然橡胶或者有机棉、羊毛(或组合)

填充的。至于织物及床上用品等，尽量选择有机棉、丝及天然绿色环保染料制成的。尽管成本可能稍高，但高端家具采用的这些材料既环保又耐用。

避免塑料制品　在这个追求快捷廉价消费的时代，要想彻底避免塑料制品，几乎是不可能的，我也并非提倡对塑料制品的零容忍。但是，如果你面临众多选择时，例如衣架、垃圾桶或孩子的组合桌椅等，还是尽量避开那些五颜六色的塑料制品。

其他环保材料　竹子并不是树，成长速度惊人，且用途广泛。它可以应用于地板、家具、百叶窗，甚至纺织物中。其他环保材料还包括可回收的塑料和金属，不会增加地球的资源负担。但是，请记住：塑料就是塑料。

认清环保标志　一些环保组织和行业协会开始为室内装饰制定环保标准，并提供认证服务。目前，"绿色环保标志"成为高档家具符合高环境标准的身份证，其检测报告可以看出VOC排放列表和化学成分是否达到标准，显然这些信息不是来自制造商的标签，而是来自权威的第三方检测机构。

老家具　如果不是非常介意，其实很多老家具可能更环保。虽是二手货，但这些老家具可能已经将有毒物质释放完毕，所以它不会继续污染你的家。只要确保老家具依旧完好，也不存在泡沫填充物和内衬物泄漏的隐患，这些家具完全可以继续点缀我们的家。可以经常去当地二手家具店看看，或者上网逛逛，比如淘宝、赶集和58同城等都是不错的二手货网站。

注意旧的涂漆木家具可能含有铅，所以不应该让孩子频繁接触，尤其是油漆开裂的老家具。

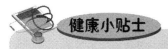

健康小贴士

别急着住新装修的房子

如果你的新装修意味着要让你的家人暴露在污染中，忍受铅涂料、地毯散发的有毒化学气体和石棉的健康隐患，还不如先搬到爷爷奶奶家或者找另一个地方先住一段时间，最好等所有的装修都结束并开窗通风一段时间后再回来，通常至少通风72小时。怀孕妇女则需要比这多两倍的时间。

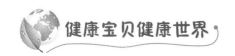

第五步 使你的卫生间更健康

卫生间通常是家中通风最差的空间，为此要将更多的精力放在改善卫生间的空气质量上。

窗帘/浴帘 淘汰那种随处可见的释放刺激、有害气体的塑料窗帘，有机棉、亚麻、帆布材质的才是更好的选择。它们不仅更加耐洗，而且可以反复使用。浴室脚垫最好也选择有机棉或竹纤维混合材质的，而不是背面橡胶的那种。

毛巾 毛巾和浴巾要购买无公害的有机棉或竹纤维制成的，这些材料不添加三氯生这种抗菌化学物质。还可以购买用木浆制作的木质纤维毛巾。如果你没有购买天然材质毛巾的习惯，务必用之前先用热水清洗，去除新毛巾的化学残留物。

通风良好 瓷砖和马桶清洁剂作为最强力的清洁产品，产生的气体会在小空间里集聚，这就是我们要尽量使用更安全、更环保的清洁剂的原因。卫生间是家中最潮湿的房间，就像是一个霉菌和细菌的培养皿。所以，打开排气扇才能清除积聚的湿气和有害的化学气体。如果你没有排气扇，一定要安装一个。注意排气扇不仅仅将室内空气流通，更重要的是将有害的气体排到外面。

疏通下水道 保持下水道通畅的同时，安装节水设备，例如低耗水或双冲水的马桶、水嘴节流器、低流量莲蓬头等。

第六步 环保家用电器

家用电器和电子产品同样可能引起健康问题，我们的环保法则依然是节约能源、减少污染、远离塑料。当你准备重新购置一个电器设备时，最好买能源星级的，因为效率更优越，消耗更少的能源，有助于改善环境，节省开支。但需要考虑以下几点来关注家电和家人的健康联系。

更清洁的炊具 当你打算购买一个煤气灶时，最好选择电子点火的，而不是辅助燃烧器的那种。它不仅更高效，而且不会持续散发出可导致呼吸困难和刺激性哮喘的气体污染物。如果火焰是黄色的，及时拨打修理服务电话，因为黄色意味着燃烧不充分。安装一个有效的外置通风罩，并定期使用它来降低室内污染物的含量。

洗衣机 大部分非滚筒式的上开门的洗衣机和洗碗机工作时，会把肥皂沫、化学添加剂和湿气排放到家里的空气中，所以前开门的滚筒洗衣机会更好，运行时是密闭的。你还可以在洗衣间里安装一个向室外排风的通风机，在清洗衣物时运行它。

干燥 保持干燥机的排气孔干净通风，这样颗粒物不会流回到房间。当然，没有什么晾衣方式会比一根晾衣绳更加环保。

环保型电子产品 所有的电子产品都含有毒化学物、重金属及阻燃剂等，如铅、镉、汞等，偶尔使用这些电子产品并暴露在这些物质中或许还不会对健康带来问题，但那些频繁、长时间暴露在这些物质中的用户的血液中已经检测到一定量的阻燃剂。现在，电脑已经取代电视和音响等电子电器，成为最大的健康隐患。

 数据

70%的垃圾污染来自电子产品。(worldchanging.com，2005)

既然电子产品是垃圾污染的头号来源，就要合理回收旧电器，避免化学污染物重新进入生态系统，继续污染我们的水和空气。这里列举一些环保计划：在网上出售二手的小电器，会有人乐意购买这些便宜的二手电器，实现重复利用；同时，越来越多的计算机制造商开设了以旧换新活动；另一种选择，可以把二手电脑捐给当地学校或加入学校的计算机改良

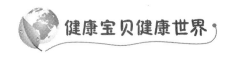
活动。

值得庆幸的是，电子产品中的有害物质的用量正在逐步减少，这归功于欧洲限制有害物质组织(RoHS)发起的倡议，这项倡议限制了一些有毒污染物的含量。查看产品是否符合《有害物质限制条例》，可以访问网址www.greenelectronics.com，www.greenercomputing.com或www.mygreenelectronics.org。标准由51个环境标准组成，包括制作工艺、化学物质和回收等方面。

第七步 绝缘体环保解决方案

在美国，传统的玻璃纤维绝缘体占总数的90%，这种玻璃纤维是石英材料制成的。尽管现在市面可以找到不含甲醛的玻璃纤维，但传统的玻璃纤维材料都是含甲醛的。但不论哪种玻纤，经剪裁或破坏时，显微镜下才可见的细小碎片会漂浮在空中，随呼吸进入人体的肺里。

环保正成为一种趋势，各种环保产品已经上市，包括一些纤维素纤维(一种由纸板回收制成的可循环利用材料)、植物基（如大豆原料制造的）。还有一种正逐步流行起来的材料是可回收和循环利用的棉纤维产品。这些传统绝缘材料的替代物是不含任何化学添加剂和阻燃剂的。

第八步 合理配置空调系统

家中温度的调节能力决定了它的舒适程度。合理利用家里的温度配置功能，不仅可以减少通风口、风扇和空调系统的压力，还可以改善空气质量。

合理利用房间朝向调节室内温度 朝南的窗户可以起到被动温度控制

器的功能，强烈的阳光可以加热房间、保持温度，拉上窗帘就可以阻止阳光和热量。当然，研制出具备能量储存功能的窗帘还有很长的路要走，不过至少可以采取在冬天窗户填缝、装挡风雨条或安装节能窗户等措施，使你的家减少热量损失，提供保温性能，并降低取暖费用。

经常清洗供热通风系统（采暖、通风和空调系统）　空调和通风系统的定期维护对其性能影响很大，也会影响室内的空气质量。

安装吊扇　安装性能良好的吊扇，可以明显提高空调的工作效率，从而改善呼吸系统健康。

合理使用空调　在炎热、潮湿或高污染指数的日子里，那些频发的哮喘和其他呼吸疾病的人群都受益于空调，但配置合理功率的空调至关重要。我们都知道功率过小无法胜任加热和制冷的温度调节功能，可是超大号的空调系统也没有足够的时间运行来真正达到除湿或有效过滤空气的目的。

此外，不需要将空调温度设置过高，只要保持在稍高于平时习惯的温度上，将不会感觉有什么不同。

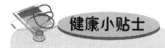 健康小贴士

注意家里的电磁场危害

电磁场(EMFs)是由家里的电器设备，如电源插座、电器、电子充电器等发射出来的电磁波。已经有证据表明，过度接触电磁场与儿童期白血病有关。因此，我们需要采取预防措施，以减少电磁辐射的危害。所以，让孩子远离电视机至少几米；CD播放器会帮助婴儿入睡，但至少要把它插在距离婴儿床几米以外。如果使用电热毯，事先加热，上床时就把它关掉。如果仍然担心电磁辐射，买一个磁强计并定期测试电磁情况。

图书在版编目（CIP）数据

健康宝贝健康世界 / 封志刚著. — 杭州：浙江大
学出版社，2016.9
ISBN 978-7-308-16257-9

Ⅰ.①健… Ⅱ.①封… Ⅲ.①婴幼儿—保健 Ⅳ.
①R174

中国版本图书馆CIP数据核字（2016）第236238号

健康宝贝健康世界

封志刚 著

策划编辑	张 琛	
责任编辑	张颖琪	
责任校对	李 晨	
封面设计	项梦怡	
出版发行	浙江大学出版社	
	（杭州市天目山路148号　邮政编码 310007）	
	（网址：http://www.zjupress.com）	
排　　版	杭州金旭广告有限公司	
印　　刷	杭州杭新印务有限公司	
开　　本	710mm×1000mm　1/16	
印　　张	11	
字　　数	152千	
版 印 次	2016年9月第1版　2016年9月第1次印刷	
书　　号	ISBN 978-7-308-16257-9	
定　　价	28.00元	

版权所有　翻印必究　印装差错　负责调换

浙江大学出版社发行中心联系方式：（0571）88925591；http://zjdxcbs.tmall.com